I0711053

Bor-Kur für Arthritis

Schalten Sie die Knochenstärke frei, entlasten Sie die Gelenke und gewinnen Sie die Beweglichkeit zurück mit dem geheimen Mineralstoff der Natur

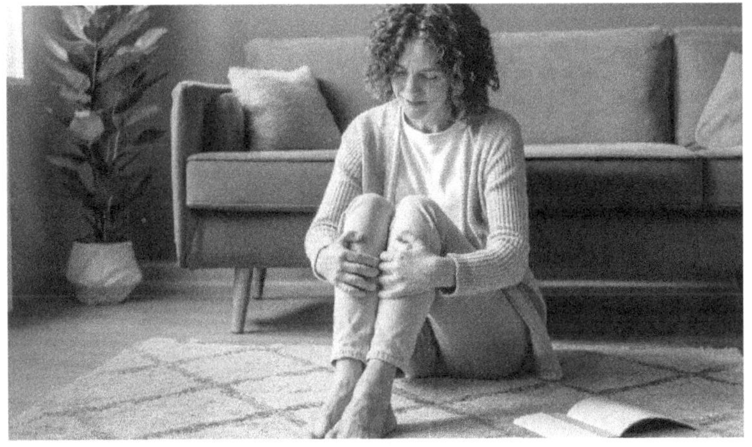

Katherine Peters und Amy Barrow

**Copyright © 2024 von [Katherine Peters &
Amy Barrow]**

Alle Rechte vorbehalten. Kein Teil dieses Buches darf in irgendeiner Form oder mit elektronischen oder mechanischen Mitteln, einschließlich Informationsspeicher- und -abrufsystemen, ohne schriftliche Genehmigung des Herausgebers reproduziert werden, außer durch einen Rezensenten, der kurze Passagen in einer Rezension zitieren darf.

Die Informationen in diesem Buch dienen ausschließlich Bildungszwecken. Es ist nicht dazu gedacht, Krankheiten oder medizinische Beschwerden zu diagnostizieren, zu behandeln, zu heilen oder zu verhindern. Der Autor und der Herausgeber übernehmen keine Verantwortung für etwaige nachteilige Auswirkungen oder

Konsequenzen, die sich aus der Verwendung der in
diesem Buch enthaltenen Informationen ergeben.

Inhaltsverzeichnis

Die Arthritis-Epidemie

Arthritis ist eine schwächende Erkrankung, von der Millionen Menschen weltweit betroffen sind. Allein in den Vereinigten Staaten wurde bei über 54 Millionen Erwachsenen irgendeine Form von Arthritis diagnostiziert, was sie zu einem der häufigsten chronischen Gesundheitsprobleme des Landes macht. Es wird erwartet, dass diese Zahl in den kommenden Jahren aufgrund einer alternden Bevölkerung und der zunehmenden Prävalenz von Fettleibigkeit, einem erheblichen Risikofaktor für Arthritis, steigen wird.

Die Auswirkungen von Arthritis sind weitreichend und beeinträchtigen nicht nur die körperliche Gesundheit, sondern auch das geistige Wohlbefinden und die Lebensqualität. Die ständigen Schmerzen, die Steifheit und die eingeschränkte Beweglichkeit, die mit Arthritis einhergehen, können selbst die einfachsten Aufgaben wie das Anziehen oder Treppensteigen zu einer gewaltigen Herausforderung machen. Dieser Zustand kann die Fähigkeit einer Person, zu arbeiten,

Kontakte zu knüpfen und das Leben in vollen Zügen
zu genießen, erheblich beeinträchtigen.

**Der ungedeckte Bedarf an sicheren und wirksamen
Behandlungen**

Herkömmliche Behandlungen von Arthritis wie
Schmerzmittel, entzündungshemmende Medikamente
und krankheitsmodifizierende Antirheumatika
(DMARDs) können zwar Linderung verschaffen, sind
jedoch oft mit einer Vielzahl von Nebenwirkungen und
Risiken verbunden. Die langfristige Einnahme dieser
Medikamente kann zu Magen-Darm-Problemen,
Leber- und Nierenschäden sowie einem erhöhten
Risiko für Herz-Kreislauf-Erkrankungen führen.

Darüber hinaus lindern viele dieser Behandlungen
lediglich die Symptome, anstatt die zugrunde
liegenden Ursachen der Arthritis zu bekämpfen.
Infolgedessen sind Patienten häufig in einem Kreislauf
vorübergehender Linderung gefangen, gefolgt von
einem Wiederauftreten der Symptome, was zu

Frustration und einer verminderten Lebensqualität führt.

Die Suche nach sicheren und wirksamen Alternativen zu herkömmlichen Arthritisbehandlungen ist für Patienten und medizinisches Fachpersonal gleichermaßen zu einem dringenden Anliegen geworden. Viele haben sich natürlichen Heilmitteln und ergänzenden Therapien zugewandt, in der Hoffnung, eine Lösung zu finden, die die Grundursachen von Arthritis bekämpft, ohne die schädlichen Nebenwirkungen von Arzneimitteln.

Bor: Das von der Natur übersehene Mineral

BOron, ein Spurenelement, das in der Welt der natürlichen Gesundheit und der Arthritis-Behandlung lange Zeit übersehen wurde. Während die Rolle von Bor für die menschliche Gesundheit seit Jahrzehnten untersucht wird, hat sein Potenzial zur Behandlung von Arthritis erst kürzlich Beachtung gefunden.

Bor ist ein natürlich vorkommendes Element, das in verschiedenen Nahrungsmitteln und Pflanzen vorkommt. Es spielt eine entscheidende Rolle bei zahlreichen biologischen Prozessen, einschließlich der Knochengesundheit, der Entzündungsregulierung und dem antioxidativen Schutz – die alle für die Behandlung von Arthritis direkt relevant sind.

Zahlreiche wissenschaftliche Studien haben gezeigt, dass Bor Entzündungen reduzieren, die Gelenkfunktion verbessern und die Symptome von Arthritis lindern kann. Darüber hinaus unterstützt Bor nachweislich die Knochengesundheit, indem es die Aufnahme und Nutzung von Kalzium und anderen essentiellen Mineralien fördert und dadurch möglicherweise das Fortschreiten der Arthrose verlangsamt.

Dieses Buch mit dem Titel „Boron Cure for Arthritis" soll Licht auf dieses oft übersehene Mineral und sein Potenzial werfen, die Art und Weise, wie wir an die Arthritis-Behandlung herangehen, zu revolutionieren. Durch eine umfassende Untersuchung wissenschaftlicher Erkenntnisse, praktischer Anwendungen und Erfolgsgeschichten aus der Praxis möchte dieses Buch den Lesern das Wissen und die Werkzeuge vermitteln, die sie benötigen, um die Kraft von Bor für ihre Arthritis-Reise zu nutzen.

Ganz gleich, ob Sie an Arthritis leiden und Linderung suchen, ein medizinisches Fachpersonal auf der Suche nach innovativen Lösungen sind oder sich einfach nur für natürliche Gesundheit und Wohlbefinden interessieren, dieses Buch verspricht eine unschätzbar wertvolle Ressource zu sein. Begleiten Sie uns auf dieser Reise, während wir die Geheimnisse von Bor lüften und einen natürlichen, wirksamen und sicheren Ansatz zur Behandlung von Arthritis und zur Wiederherstellung Ihrer Lebensqualität entdecken.

Kapitel 1

Arten von Arthritis

Arthritis ist ein Überbegriff, der über 100 verschiedene Erkrankungen umfasst, die durch Entzündungen und Schmerzen in den Gelenken und umgebenden Strukturen gekennzeichnet sind. Obwohl die Symptome bei den verschiedenen Typen ähnlich erscheinen mögen, ist das Verständnis der Unterschiede für die richtige Diagnose und Behandlung von entscheidender Bedeutung. In diesem Kapitel werden wir die häufigsten Formen von Arthritis, ihre Ursachen und ihre einzigartigen Merkmale untersuchen.

Arthrose

Arthrose, auch degenerative Gelenkerkrankung genannt, ist die häufigste Form von Arthritis und betrifft weltweit Millionen Menschen. Sie wird hauptsächlich durch den allmählichen Abbau des Knorpels verursacht, des glatten Schutzgewebes, das die Knochenenden in den Gelenken abfedert. Wenn sich der Knorpel abnutzt, beginnen die Knochen aneinander zu reiben, was zu Schmerzen, Steifheit und eingeschränkter Beweglichkeit führt.

Mehrere Faktoren können zur Entwicklung einer Arthrose beitragen, darunter Alter, Genetik, Fettleibigkeit, Gelenkverletzungen und wiederholte Belastung der Gelenke. Am häufigsten sind belastete Gelenke wie Knie, Hüfte und Wirbelsäule betroffen, es können aber auch Hände, Füße und andere Gelenke betroffen sein.

Typische Symptome einer Arthrose sind:

- Gelenkschmerzen und -steifheit, insbesondere nach Phasen der Inaktivität

- Schwellung und Druckschmerz im Bereich der betroffenen Gelenke

- Verlust der Flexibilität und eingeschränkte Bewegungsfreiheit

- Reibendes oder schleifendes Gefühl beim Bewegen des Gelenks

- Knochensporne oder knöcherne Auswüchse rund um die Gelenke

Rheumatoide Arthritis

Rheumatoide Arthritis (RA) ist eine Autoimmunerkrankung, bei der das körpereigene Immunsystem fälschlicherweise die Synovialmembranen angreift, die die Gelenke auskleiden. Diese chronische Entzündung kann zu Gelenkschmerzen, Schwellungen und schließlich zu Gelenkschäden und -deformitäten führen.

Im Gegensatz zu Arthrose, die vor allem ältere Erwachsene betrifft, kann rheumatoide Arthritis Menschen jeden Alters, auch Kinder, betreffen. Es kommt auch häufiger bei Frauen als bei Männern vor.

Zu den Symptomen einer rheumatoiden Arthritis können gehören:

- Gelenkschmerzen, Schwellungen und Steifheit, insbesondere in den Händen, Handgelenken und Füßen

- Müdigkeit und allgemeines Krankheitsgefühl

- Leichtes Fieber

- Appetitlosigkeit und Gewichtsverlust

- Feste, geschwollene Knoten unter der Haut, sogenannte Rheumaknoten

Rheumatoide Arthritis ist eine systemische Erkrankung, das heißt, sie kann unbehandelt auch andere Organe und Systeme im Körper wie die Augen, die Lunge und das Herz-Kreislauf-System beeinträchtigen.

Gicht

Gicht ist eine Form der entzündlichen Arthritis, die durch die Ansammlung von Harnsäurekristallen in den Gelenken verursacht wird. Diese Kristalle können plötzliche und schwere Anfälle von Schmerzen, Schwellungen und Rötungen in den betroffenen Gelenken auslösen, die oft im großen Zeh beginnen.

Gicht geht typischerweise mit einem hohen Harnsäurespiegel im Blut einher, einer Erkrankung, die als Hyperurikämie bezeichnet wird. Dies kann durch verschiedene Faktoren verursacht werden, darunter eine Ernährung, die reich an Purinen ist (in bestimmten Fleischsorten und Meeresfrüchten enthalten), Fettleibigkeit, übermäßiger Alkoholkonsum und bestimmte Erkrankungen, die die Verarbeitung von Purinen durch den Körper beeinflussen.

Zu den Symptomen eines Gichtanfalls können gehören:

- Starke Gelenkschmerzen, die oft im großen Zeh beginnen

- Schwellung und Rötung um das betroffene Gelenk herum

- Hitze und Druckschmerz im Gelenk

- Eingeschränkter Bewegungsbereich

- Fieber und Schüttelfrost

Unbehandelt kann Gicht zur Bildung von Tophi führen, bei denen es sich um kalkhaltige Ablagerungen von Harnsäurekristallen unter der Haut handelt, die dauerhafte Gelenkschäden und Deformationen verursachen.

Während Osteoarthritis, rheumatoide Arthritis und Gicht die häufigsten Arten von Arthritis sind, können verschiedene andere Formen Menschen unterschiedlichen Alters und unterschiedlicher Herkunft betreffen. Einige Beispiele sind:

- **Psoriasis-Arthritis**: Eine Art entzündlicher Arthritis, die mit der Autoimmunerkrankung Psoriasis der Haut einhergeht.

- **Spondylitis ankylosans**: Eine Form der Arthritis, die hauptsächlich die Wirbelsäule und die Iliosakralgelenke betrifft und Schmerzen und Steifheit verursacht.

- **Juvenile idiopathische Arthritis**: Eine Gruppe entzündlicher Arthritiserkrankungen, die Kinder unter 16 Jahren betreffen.

- **Reaktive Arthritis**: Eine Art von Arthritis, die sich als Reaktion auf eine Infektion entwickelt, häufig im Urogenital- oder Magen-Darm-Trakt.

- **Infektiöse Arthritis**: Gelenkentzündung, die durch eine bakterielle, virale oder Pilzinfektion verursacht wird.

Das Verständnis der spezifischen Art der Arthritis ist für die Festlegung des geeigneten Behandlungsverlaufs und der Managementstrategien von entscheidender Bedeutung. Obwohl sich die Symptome überschneiden können, hat jede Form von Arthritis ihre eigenen Merkmale, Ursachen und Behandlungsansätze.

Kapitel 2

Symptome und Diagnose

Das Erkennen der Anzeichen und Symptome einer Arthritis ist der erste Schritt zur richtigen Diagnose und wirksamen Behandlung. Während die spezifischen Symptome je nach Art der Arthritis variieren können, sollten bestimmte häufige Anzeichen nicht ignoriert werden. In diesem Kapitel werden wir die häufigsten Symptome von Arthritis und die diagnostischen Tests untersuchen, die zur genauen Identifizierung der Erkrankung eingesetzt werden.

Häufige Symptome von Arthritis

Gelenkschmerzen und Steifheit: Eines der häufigsten und erkennbarsten Symptome von Arthritis sind Gelenkschmerzen und Steifheit. Diese Beschwerden können von leichten Schmerzen bis hin zu starken, kräftezehrenden Schmerzen reichen, die die Mobilität und Lebensqualität erheblich beeinträchtigen können.

Schwellung und Entzündung: Arthritis verursacht häufig Entzündungen in den betroffenen Gelenken, was zu Schwellungen, Rötungen und Wärme im Gelenkbereich führt. Diese Entzündung kann die Schmerzen verstärken und die Bewegungsfreiheit einschränken.

Begrenzter Bewegungsbereich: Mit fortschreitender Arthritis können die betroffenen Gelenke steifer werden, wodurch es immer schwieriger wird, sie in ihrem gesamten Bewegungsbereich zu bewegen. Diese Einschränkung kann einfache Aufgaben wie Anziehen oder Fellpflege zu einer Herausforderung machen.

Müdigkeit und Schwäche: Chronische Entzündungen und Schmerzen können den Körper belasten und zu Müdigkeits- und Schwächegefühlen führen. Dies kann zusätzlich zu einer Verringerung der körperlichen Aktivität und der allgemeinen Lebensqualität beitragen.

Gelenkdeformität: In schweren Fällen, insbesondere bei rheumatoider Arthritis und Gicht, können chronische Entzündungen und Gelenkschäden zu sichtbaren Deformationen der betroffenen Gelenke führen, wie zum Beispiel krummen Fingern oder Zehen.

Es ist wichtig zu beachten, dass die Symptome einer Arthritis unterschiedlich stark ausgeprägt sein können und in Schüben auftreten und wieder verschwinden können, die als Schübe bezeichnet werden. Darüber hinaus können einige Arten von Arthritis, wie etwa rheumatoide Arthritis, auch systemische Symptome wie Fieber, Müdigkeit und Gewichtsverlust verursachen.

Diagnosetests für Arthritis

Eine genaue Diagnose ist entscheidend für die Festlegung des geeigneten Behandlungsplans und die wirksame Bewältigung des Fortschreitens der Arthritis. Mehrere diagnostische Tests werden verwendet, um die Art der Arthritis zu identifizieren und andere mögliche Erkrankungen mit ähnlichen Symptomen auszuschließen.

Körperliche Untersuchung: Eine gründliche körperliche Untersuchung durch einen Arzt ist in der Regel der erste Schritt bei der Diagnose von Arthritis. Bei dieser Untersuchung untersucht der Arzt die betroffenen Gelenke auf Schwellung, Empfindlichkeit, Beweglichkeit und sichtbare Deformationen.

Bildgebende Tests: Bildgebende Untersuchungen wie Röntgen, Magnetresonanztomographie (MRT) und Ultraschall können wertvolle Informationen über den Zustand der Gelenke und des umgebenden Gewebes liefern. Röntgenaufnahmen können Veränderungen der Knochendichte, Gelenkschäden und das Vorhandensein von Knochensporen oder anderen Anomalien aufdecken. Mithilfe von MRT-Untersuchungen können Weichteilschäden wie Knorpelverlust oder Gelenkentzündungen erkannt werden.

Bluttests: Bestimmte Blutuntersuchungen können dabei helfen, bestimmte Arten von Arthritis zu diagnostizieren und andere Erkrankungen auszuschließen. Beispielsweise können Tests auf Rheumafaktor und antizyklisches citrulliniertes Peptid (Anti-CCP) bei der Diagnose rheumatoider Arthritis hilfreich sein, während erhöhte Harnsäurewerte im Blut auf Gicht hinweisen können.

Gelenkflüssigkeitsanalyse: In einigen Fällen kann eine Probe der Gelenkflüssigkeit aus dem betroffenen Gelenk entnommen und analysiert werden, um das Vorhandensein von Harnsäurekristallen (im Falle von Gicht) oder andere Anomalien zu überprüfen, die auf die Art der Arthritis hinweisen könnten.

Bedeutung der Frühdiagnose

Eine frühzeitige und genaue Diagnose von Arthritis ist aus mehreren Gründen von entscheidender Bedeutung:

1. Schnelle Behandlung: Eine frühzeitige Diagnose ermöglicht eine rechtzeitige Intervention und Behandlung, die dazu beitragen kann, das Fortschreiten der Krankheit zu verlangsamen und weiteren Gelenkschäden und Behinderungen vorzubeugen.

2. Verbesserte Ergebnisse: Untersuchungen haben gezeigt, dass eine frühzeitige Behandlung von Arthritis, insbesondere bei Erkrankungen wie rheumatoider Arthritis, die langfristigen Ergebnisse erheblich verbessern und das Risiko dauerhafter Gelenkschäden und Behinderungen verringern kann.

3. Maßgeschneidertes Management: Eine ordnungsgemäße Diagnose ist für die Entwicklung eines maßgeschneiderten Behandlungsplans unerlässlich, der auf die spezifische Art der Arthritis und die zugrunde liegenden Ursachen eingeht.

4. Überwachung des Fortschritts: Regelmäßige Überwachungs- und Nachsorgetermine bei einem Gesundheitsdienstleister können dabei helfen, das Fortschreiten der Krankheit zu verfolgen und den Behandlungsplan bei Bedarf anzupassen.

Durch die Kenntnis der häufigen Arthritis-Symptome und die Durchführung geeigneter diagnostischer Tests können Einzelpersonen den ersten Schritt zu einer wirksamen Behandlung ihrer Erkrankung und einer verbesserten Lebensqualität machen.

Kapitel 3

Konventionelle Behandlungen und ihre Grenzen

Obwohl es keine endgültige Heilung für Arthritis gibt, stehen verschiedene konventionelle Behandlungen zur Verfügung, um die Symptome zu lindern und das Fortschreiten der Krankheit zu verlangsamen. Diese Behandlungen reichen von Medikamenten bis hin zu chirurgischen Eingriffen, jede mit ihren eigenen Vorteilen und potenziellen Nachteilen.

Schmerzmittel

In den frühen Stadien der Arthritis-Behandlung ist die Schmerzlinderung oft das vorrangige Ziel. Zur Linderung von Gelenkschmerzen und Entzündungen werden häufig rezeptfreie Schmerzmittel wie Paracetamol (Tylenol) und nichtsteroidale entzündungshemmende Medikamente (NSAIDs) wie Ibuprofen (Advil) und Naproxen (Aleve) verschrieben.

Während diese Medikamente vorübergehend Linderung verschaffen können, kann ihre langfristige Einnahme zu Nebenwirkungen wie Magen-Darm-Problemen, Nierenproblemen und einem erhöhten Risiko für Herz-Kreislauf-Erkrankungen führen. Darüber hinaus bekämpfen sie nicht die zugrunde liegenden Ursachen der Arthritis und verschleiern die Symptome möglicherweise nur vorübergehend.

Entzündungshemmende Medikamente

Bei schwereren Arthritisfällen können verschreibungspflichtige entzündungshemmende Medikamente wie Kortikosteroide verschrieben werden. Diese Medikamente können oral eingenommen oder direkt in die betroffenen Gelenke injiziert werden, um Entzündungen und Schmerzen zu lindern.

Während Kortikosteroide kurzfristig eine wirksame Linderung bewirken können, ist ihre langfristige Anwendung mit einer Reihe potenzieller Nebenwirkungen verbunden, darunter Gewichtszunahme, erhöhtes Infektionsrisiko,

Osteoporose und Unterdrückung der Nebennierenfunktion. Darüber hinaus kann ihre Wirkung mit der Zeit nachlassen, sodass höhere Dosen oder alternative Behandlungen erforderlich sind.

Krankheitsmodifizierende Antirheumatika (DMARDs).)

DMARDs sind eine Klasse von Medikamenten, die hauptsächlich zur Behandlung entzündlicher Formen von Arthritis, wie beispielsweise rheumatoider Arthritis, eingesetzt werden. Diese Medikamente wirken, indem sie das überaktive Immunsystem unterdrücken und Entzündungen in den Gelenken reduzieren, wodurch möglicherweise das Fortschreiten der Krankheit verlangsamt und weitere Gelenkschäden verhindert werden.

Zu den gängigen DMARDs gehören Methotrexat, Hydroxychloroquin und biologische Wirkstoffe wie TNF-Hemmer. Obwohl diese Medikamente bei der Behandlung rheumatoider Arthritis wirksam sein können, sind sie mit einer Reihe potenzieller Nebenwirkungen verbunden, darunter Lebertoxizität,

Knochenmarkssuppression und ein erhöhtes Infektionsrisiko.

Chirurgische Eingriffe

In schweren Fällen von Arthritis, wenn konservative Behandlungen keine ausreichende Linderung bringen, können chirurgische Eingriffe empfohlen werden. Diese Verfahren können von der Gelenkreparatur oder -rekonstruktion bis zum vollständigen Gelenkersatz reichen.

Gelenkersatzoperationen wie Knie- oder Hüftgelenkersatz können Schmerzen wirksam lindern und die Mobilität von Personen mit fortgeschrittener Arthrose verbessern. Diese Operationen sind jedoch invasiv, bergen das Risiko von Komplikationen und können umfangreiche Rehabilitations- und Erholungsphasen erfordern.

Weitere chirurgische Optionen sind die Gelenkversteifung (Arthrodese), bei der die Knochen des Gelenks verschmolzen werden, um Bewegung und Schmerzen zu beseitigen, sowie die Gelenkerneuerung, bei der beschädigte Knorpel- und Knochenoberflächen entfernt und ersetzt werden.

Obwohl chirurgische Eingriffe eine erhebliche Linderung verschaffen und die Lebensqualität verbessern können, sind sie nicht ohne Risiken und potenzielle Komplikationen wie Infektionen, Blutgerinnsel und Implantatversagen.

Herkömmliche Behandlungen können zwar die Symptome von Arthritis wirksam lindern und ihr Fortschreiten verlangsamen, sie weisen jedoch auch einige Einschränkungen auf:

1. **Nebenwirkungen**: Viele der zur Behandlung von Arthritis eingesetzten Medikamente bergen das Risiko potenziell schwerwiegender Nebenwirkungen wie Magen-Darm-Probleme, Leber- und Nierenschäden sowie ein erhöhtes Risiko für Infektionen und Herz-Kreislauf-Erkrankungen.

2. Begrenzte Langzeitwirksamkeit: Mit der Zeit kann die Wirksamkeit bestimmter Medikamente nachlassen, sodass höhere Dosen oder alternative Behandlungen erforderlich sind, was das Risiko von Nebenwirkungen weiter erhöhen kann.

3. Symptommanagement: Viele konventionelle Behandlungen konzentrieren sich in erster Linie auf die Behandlung der Arthritis-Symptome und nicht auf die Behandlung der zugrunde liegenden Ursachen der Krankheit.

4. Invasive Verfahren: Chirurgische Eingriffe bei schwerer Arthritis sind zwar oft wirksam, aber invasive Eingriffe mit inhärenten Risiken und potenziellen Komplikationen.

5. Kosten und Zugänglichkeit: Einige konventionelle Behandlungen, insbesondere biologische Wirkstoffe und chirurgische Eingriffe, können unerschwinglich teuer sein und sind möglicherweise nicht für alle Patienten zugänglich, insbesondere für diejenigen ohne ausreichenden Versicherungsschutz oder finanzielle Mittel.

Aus diesem Grund suchen viele Menschen mit Arthritis nach alternativen oder ergänzenden Therapien, die einen sicheren, wirksamen und natürlichen Ansatz zur Behandlung ihrer Erkrankung bieten. Eine dieser Therapien, die in den letzten Jahren zunehmend an Aufmerksamkeit gewonnen hat, ist die Verwendung des Spurenelements Bor, das wir in den folgenden Kapiteln ausführlich untersuchen werden.

Teil II: Bor: Der unbesungene Held

Kapitel 4

Einführung in Bor

Bor ist ein Spurenelement, das im Bereich der menschlichen Gesundheit und Ernährung lange Zeit vernachlässigt wurde. Trotz seiner lebenswichtigen Rolle in verschiedenen biologischen Prozessen wurde Bor oft von bekannteren Mineralien wie Kalzium, Eisen und Zink in den Schatten gestellt. Neuere wissenschaftliche Untersuchungen haben jedoch Aufschluss über die potenziellen Vorteile von Bor gegeben, insbesondere im Zusammenhang mit der Behandlung von Arthritis.

Was ist Bor?

Bor ist ein natürlich vorkommendes Element, das in verschiedenen Gesteinsformationen, Böden und Wasserquellen auf der ganzen Welt vorkommt. Es wird als Metalloid klassifiziert, was bedeutet, dass es Eigenschaften sowohl von Metallen als auch von Nichtmetallen aufweist. In der Natur kommt Bor selten in reiner elementarer Form vor, sondern eher in Form von Verbindungen wie Borsäure oder Boraten.

Bor ist ein essentieller Mikronährstoff für Pflanzen und spielt eine entscheidende Rolle bei deren Wachstum, Entwicklung und Stoffwechsel. Allerdings wurde seine Bedeutung für die menschliche Gesundheit bis in die letzten Jahrzehnte weitgehend übersehen.

Die Rolle von Bor für die menschliche Gesundheit

Während Bor von den meisten Gesundheitsorganisationen nicht als essentieller Nährstoff für den Menschen angesehen wird, deuten immer mehr Forschungsergebnisse darauf hin, dass es in unserem Körper mehrere wichtige Rollen spielt:

1. Knochengesundheit: Es wird angenommen, dass Bor die Knochengesundheit unterstützt, indem es die Aufnahme und Nutzung von Kalzium und anderen essentiellen Mineralien verbessert. Es kann auch die Aktivität von Osteoblasten, den für die Knochenbildung verantwortlichen Zellen, stimulieren und die Wirkung von Osteoklasten, die Knochengewebe abbauen, hemmen.

2. Entzündungsverordnung: Bor besitzt nachweislich entzündungshemmende Eigenschaften, die besonders für Menschen mit Arthritis und anderen entzündlichen Erkrankungen von Vorteil sein können. Es wird angenommen, dass es durch die Modulation der Produktion von entzündlichen Zytokinen und anderen Signalmolekülen wirkt, die an der Entzündungsreaktion beteiligt sind.

3. Antioxidativer Schutz: Bor kann als Antioxidans wirken und dabei helfen, schädliche freie Radikale zu neutralisieren und die Zellen vor oxidativem Stress zu schützen. Diese antioxidative Kapazität kann zu seinen potenziellen Vorteilen bei der Behandlung von Arthritis beitragen, da angenommen wird, dass oxidativer Stress eine Rolle beim Fortschreiten der Krankheit spielt.

4. Hormonregulierung: Einige Untersuchungen deuten darauf hin, dass Bor den Stoffwechsel und die

Aktivität bestimmter Hormone wie Östrogen, Testosteron und Vitamin D beeinflussen kann. Die genauen Mechanismen und Auswirkungen dieser Beziehung werden jedoch noch erforscht.

5. Kognitive Funktion: Während die Beweise noch vorläufig sind, haben einige Studien die Aufnahme von Bor mit einer Verbesserung der kognitiven Funktion und der Gehirngesundheit in Verbindung gebracht, möglicherweise aufgrund seiner Rolle bei der Unterstützung neurologischer Prozesse und der Reduzierung von Entzündungen.

Nahrungsquellen für Bor

Bor kommt in verschiedenen pflanzlichen Lebensmitteln vor, wobei die höchsten Konzentrationen in bestimmten Früchten, Nüssen, Hülsenfrüchten und Gemüse vorkommen. Zu den reichhaltigsten Bor-Nahrungsquellen gehören:

- Avocados

- Rosinen und andere Trockenfrüchte

- Nüsse, insbesondere Mandeln und Haselnüsse

- Hülsenfrüchte wie Linsen und Kichererbsen

- Grünes Blattgemüse wie Spinat und Grünkohl

- Pflaumen und andere getrocknete Pflaumen

- Wein und bestimmte alkoholische Getränke

Es ist jedoch wichtig zu beachten, dass der Borgehalt von Lebensmitteln je nach Faktoren wie Bodenzusammensetzung, Wachstumsbedingungen und Lebensmittelverarbeitungsmethoden erheblich variieren kann.

Während eine ausgewogene Ernährung mit vielen borhaltigen Lebensmitteln zur Gesamtboraufnahme beitragen kann, kann es bei vielen Menschen dennoch vorkommen, dass die optimalen Werte nicht erreicht werden. Hier können Borpräparate eine Rolle spielen und eine konzentrierte Quelle dieses essentiellen Minerals bereitstellen.

Kapitel 5

Bor und Arthritis: Die Wissenschaft dahinter

Während die potenziellen Vorteile von Bor bei der Behandlung von Arthritis erst seit kurzem Beachtung finden, hat eine wachsende Zahl wissenschaftlicher Forschungen Licht auf die verschiedenen Mechanismen geworfen, durch die dieses Spurenelement die Symptome lindern und das Fortschreiten der Krankheit verlangsamen kann. In diesem Kapitel werden wir die wissenschaftlichen Erkenntnisse und möglichen Mechanismen untersuchen, durch die Bor Menschen mit Arthritis helfen kann.

Die entzündungshemmenden Eigenschaften von Bor

Einer der Hauptvorteile von Bor für Menschen mit Arthritis ist seine Fähigkeit, die Entzündungsreaktion zu modulieren. Chronische Entzündungen sind ein Kennzeichen vieler Formen von Arthritis, einschließlich rheumatoider Arthritis,

Psoriasis-Arthritis und Gicht, und spielen eine wichtige Rolle bei Gelenkschäden und Schmerzen.

Es wurde gezeigt, dass Bor über verschiedene Mechanismen entzündungshemmende Eigenschaften besitzt:

1. Zytokinregulation: Bor kann die Produktion entzündungsfördernder Zytokine wie Interleukin-6 (IL-6), Tumornekrosefaktor-Alpha (TNF-α) und Interleukin-1 Beta (IL-1β) hemmen. Diese Zytokine sind wichtige Entzündungsmediatoren und bei Personen mit Arthritis häufig erhöht.

2. Enzymhemmung: Bor kann die Aktivität bestimmter Enzyme hemmen, die an der Entzündungskaskade beteiligt sind, wie z. B. Cyclooxygenase (COX) und Lipoxygenase (LOX). Diese Enzyme spielen eine Rolle bei der Produktion von Entzündungsmediatoren wie Prostaglandinen und Leukotrienen.

3. Antioxidative Wirkung: Bor weist nachweislich antioxidative Eigenschaften auf, die dabei helfen können, schädliche freie Radikale zu neutralisieren und oxidativen Stress zu reduzieren. Es ist bekannt, dass oxidativer Stress zum Entzündungsprozess und zur Gelenkschädigung bei Arthritis beiträgt.

Mehrere In-vitro- und Tierstudien haben die entzündungshemmende Wirkung von Borverbindungen nachgewiesen. Beispielsweise ergab eine im Journal of Trace Elements in Medicine and Biology veröffentlichte Studie, dass eine Bor-Supplementierung Entzündungen und Gelenkschäden bei Ratten mit kollageninduzierter Arthritis, einem Modell für rheumatoide Arthritis, reduzierte.

Die Rolle von Bor für die Knochengesundheit
Arthritis, insbesondere Osteoarthritis, ist häufig durch den Abbau und die Verschlechterung des Knorpel- und Knochengewebes in den Gelenken gekennzeichnet. Bor spielt möglicherweise eine entscheidende Rolle bei der Unterstützung der Knochengesundheit und möglicherweise bei der Verlangsamung des

Fortschreitens von Gelenkschäden bei Personen mit Arthritis.

1. Kalzium- und Mineralstoffaufnahme: Bor verbessert nachweislich die Aufnahme und Nutzung von Kalzium, Magnesium und anderen essentiellen Mineralien, die an der Knochenbildung und -erhaltung beteiligt sind. Dies kann dazu beitragen, die Knochenmineraldichte und -stärke zu verbessern und möglicherweise das Risiko von Osteoporose und Gelenkdeformitäten im Zusammenhang mit Arthritis zu verringern.

2. Osteoblastenstimulation: Bor kann die Aktivität von Osteoblasten stimulieren, den Zellen, die für die Knochenbildung verantwortlich sind. Dies kann die Synthese von neuem Knochengewebe fördern, was besonders wichtig ist, um dem Knochenschwund entgegenzuwirken, der mit Arthrose und anderen Formen von Arthritis einhergeht.

3. Osteoklastenhemmung: Bor kann die Aktivität von Osteoklasten hemmen, den Zellen, die für den Abbau und die Resorption von Knochengewebe verantwortlich sind. Durch die Modulation des Gleichgewichts zwischen Osteoblasten und Osteoklasten kann Bor dazu beitragen, die Knochenintegrität aufrechtzuerhalten und übermäßigen Knochenverlust zu verhindern.

Eine im Journal of Trace Elements in Experimental Medicine veröffentlichte Studie ergab, dass eine Borergänzung die Knochenmineraldichte und -stärke bei Frauen nach der Menopause verbesserte, einer Bevölkerungsgruppe mit einem höheren Risiko für Osteoporose und Arthritis.

Die antioxidative Wirkung von Bor

Es wird angenommen, dass oxidativer Stress, der durch ein Ungleichgewicht zwischen freien Radikalen und Antioxidantien im Körper verursacht wird, eine Rolle bei der Entstehung und dem Fortschreiten verschiedener Formen von Arthritis spielt. Freie Radikale können Zellen, Gewebe und DNA schädigen und zu Entzündungen und Gelenkschäden führen.

Es wurde festgestellt, dass Bor antioxidative Eigenschaften aufweist, die dazu beitragen können, freie Radikale zu neutralisieren und Zellen vor oxidativen Schäden zu schützen. Diese antioxidative Kapazität kann im Zusammenhang mit der Behandlung von Arthritis besonders vorteilhaft sein.

1. Abfangen freier Radikale: Es wurde gezeigt, dass Borverbindungen schädliche freie Radikale wie reaktive Sauerstoffspezies (ROS) und reaktive Stickstoffspezies (RNS) abfangen und neutralisieren, die bei Arthritis zu Entzündungen und Gewebeschäden beitragen können.

2. Enzymmodulation: Bor kann die Aktivität verschiedener Enzyme modulieren, die am antioxidativen Abwehrsystem beteiligt sind, wie z. B. Superoxiddismutase (SOD), Katalase und Glutathionperoxidase. Diese Enzyme spielen eine entscheidende Rolle bei der Neutralisierung freier Radikale und der Vorbeugung von oxidativem Stress.

3. Synergistische Effekte: Bor kann synergetisch mit anderen Antioxidantien wie Vitamin C, Vitamin E und Selen wirken und deren Wirksamkeit bei der Bekämpfung von oxidativem Stress verstärken und das Gelenkgewebe vor Schäden schützen.

Eine im Journal of Trace Elements in Medicine and Biology veröffentlichte Studie ergab, dass eine Bor-Supplementierung oxidativen Stress und Entzündungen bei Ratten mit rheumatoider Arthritis reduzierte, was auf sein Potenzial als Antioxidans bei der Behandlung von Arthritis schließen lässt.

Wissenschaftliche Studien und klinische Studien
Während der Großteil der Forschung zu Bor und Arthritis in vitro und in Tiermodellen durchgeführt wurde, gibt es immer mehr Belege aus Studien am Menschen und klinischen Studien, die die potenziellen Vorteile einer Bor-Supplementierung bei der Behandlung von Arthritis belegen.

1. Arthrose-Studien: Mehrere Studien haben die Auswirkungen einer Borergänzung auf Personen mit

Arthrose untersucht. Eine im Journal of Integrative Medicine veröffentlichte randomisierte, doppelblinde, placebokontrollierte Studie ergab, dass eine Bor-Supplementierung (6 mg pro Tag) über 90 Tage Gelenkschmerzen, Steifheit und körperliche Funktion bei Personen mit Knie-Arthrose deutlich reduzierte.

2. Studien zur rheumatoiden Arthritis: Während die Forschung zu Bor und rheumatoider Arthritis noch begrenzt ist, haben einige Studien vielversprechende Ergebnisse gezeigt. Eine im Journal of Trace Elements in Medicine and Biology veröffentlichte Pilotstudie ergab, dass eine Bor-Supplementierung (3 mg pro Tag) über 8 Wochen die Krankheitsaktivitätswerte verbesserte und Entzündungsmarker bei Personen mit rheumatoider Arthritis reduzierte.

3. Studien zur Kombinationstherapie: Einige Untersuchungen haben die potenziellen synergistischen Wirkungen von Bor in Kombination mit anderen natürlichen Verbindungen oder herkömmlichen Behandlungen untersucht. Beispielsweise ergab eine im Journal of Arthritis veröffentlichte Studie, dass eine Kombination aus Bor und Curcumin (eine Verbindung, die in Kurkuma vorkommt) in einem Tiermodell für rheumatoide Arthritis eine stärkere entzündungshemmende Wirkung hatte als jede Verbindung allein.

Während weitere Forschung erforderlich ist, insbesondere größere klinische Studien, deuten die vorhandenen wissenschaftlichen Erkenntnisse darauf hin, dass Bor aufgrund seiner entzündungshemmenden, knochenaufbauenden und antioxidativen Eigenschaften einen sicheren und wirksamen ergänzenden Ansatz zur Behandlung von Arthritis bieten könnte.

Teil III: Das Bor-Heilmittel gegen Arthritis

Kapitel 6

Bor-Ergänzung

Während eine Ernährung, die reich an borhaltigen Lebensmitteln ist, zur Gesamtaufnahme von Bor beitragen kann, kann es sein, dass viele Menschen immer noch nicht die optimalen Werte erreichen, insbesondere Menschen mit Arthritis oder anderen Erkrankungen, die von einem höheren Borkonsum profitieren könnten. In solchen Fällen können Borpräparate eine konzentrierte Quelle dieses essentiellen Mineralstoffs darstellen und dabei helfen, eine ausreichende Zufuhr sicherzustellen und möglicherweise den potenziellen Nutzen für die Behandlung von Arthritis zu maximieren.

Formen von Borzusätzen

Borpräparate sind in verschiedenen Formen erhältlich, jede mit ihren einzigartigen Eigenschaften und potenziellen Vorteilen. Zu den häufigsten Formen gehören:

1. Borcitrat: Borcitrat ist eine hoch bioverfügbare Form von Bor, was bedeutet, dass es vom Körper leicht aufgenommen und verwertet werden kann. Aufgrund seiner Stabilität und geringen Toxizität wird es oft als eine der besten Optionen für die Borergänzung angesehen.

2. Natriumborat: Natriumborat, auch Borax genannt, ist eine natürlich vorkommende Verbindung, die Bor in Form von Borsäure enthält. Obwohl es sich um eine wirksame Borquelle handelt, bestehen Bedenken hinsichtlich einer möglichen Toxizität bei höheren Dosen, weshalb es wichtig ist, die Dosierungsrichtlinien sorgfältig zu befolgen.

3. Calciumfructoborat: Calciumfructoborat ist eine patentierte Form von Bor, die Bor mit Calcium und Fructose verbindet. Es wird als hoch bioverfügbare und leicht absorbierbare Form von Bor vermarktet, allerdings sind weitere Untersuchungen erforderlich, um diese Behauptungen zu bestätigen.

4. Borglycinat: Borglycinat ist eine chelatisierte Form von Bor, was bedeutet, dass das Bor an die Aminosäure Glycin gebunden ist. Es wird angenommen, dass diese Form die Absorption und Bioverfügbarkeit verbessert, obwohl es im Vergleich zu anderen Formen nur begrenzte Untersuchungen zu ihrer Wirksamkeit gibt.

Bei der Auswahl eines Borpräparats ist es wichtig, Faktoren wie Bioverfügbarkeit, Reinheit und Qualität des Produkts zu berücksichtigen. Es wird immer empfohlen, vor Beginn einer neuen Nahrungsergänzungskur einen Arzt zu konsultieren, insbesondere bei Personen mit bestehenden Erkrankungen oder der Einnahme anderer Medikamente.

Empfohlene Dosierungen

Die empfohlene Dosierung von Bor zur Behandlung von Arthritis kann je nach individuellen Faktoren wie Alter, Geschlecht und spezifischen Gesundheitszuständen variieren. Die meisten Untersuchungen und Expertenempfehlungen deuten jedoch auf eine tägliche Aufnahme von 3–6 Milligramm (mg) Bor für Erwachsene hin.

Es ist wichtig zu beachten, dass Bor als Spurenelement gilt, was bedeutet, dass für eine optimale Gesundheit nur geringe Mengen erforderlich sind. Eine übermäßige Aufnahme von Bor kann zu Toxizität und Nebenwirkungen führen. Daher ist es wichtig, die Dosierungsrichtlinien sorgfältig zu befolgen.

Hier sind einige allgemeine Dosierungsempfehlungen für die Borergänzung bei der Behandlung von Arthritis:

1. Arthrose: Bei Personen mit Arthrose hat sich eine tägliche Dosis von 3–6 mg Bor als wirksam erwiesen, um Gelenkschmerzen und Steifheit zu lindern und die körperliche Funktion zu verbessern.

2. Rheumatoide Arthritis: Während die Forschung zu Bor und rheumatoider Arthritis begrenzt ist, deuten einige Studien darauf hin, dass eine tägliche Dosis von

3 mg dazu beitragen kann, die Krankheitsaktivität und Entzündungsmarker zu reduzieren.

3. Kombinationstherapie: Bei Verwendung in Kombination mit anderen natürlichen Verbindungen oder herkömmlichen Behandlungen können niedrigere Bordosen (1-2 mg pro Tag) ausreichen, um synergistische Effekte zu erzielen.

Es ist wichtig zu beachten, dass es sich bei diesen Dosierungsempfehlungen um allgemeine Richtlinien handelt und die individuellen Bedürfnisse variieren können. Es ist immer am besten, einen Arzt zu konsultieren, beispielsweise einen Ernährungsberater oder Naturheilkundler, um die geeignete Dosierung für Ihre spezifischen Bedürfnisse und Gesundheitszustände zu ermitteln.

Sicherheit und Vorsichtsmaßnahmen

Bor gilt im Allgemeinen als sicher, wenn es in den empfohlenen Dosierungen eingenommen wird, und in klinischen Studien wurden keine schwerwiegenden Nebenwirkungen berichtet. Allerdings gibt es, wie bei jedem Nahrungsergänzungsmittel oder Medikament, potenzielle Risiken und Vorsichtsmaßnahmen, die es zu beachten gilt.

1. Toxizität und Überdosierung: Während Bor als relativ wenig toxisch gilt, kann eine übermäßige Einnahme zu Nebenwirkungen wie Übelkeit, Erbrechen, Durchfall und Hautausschlägen führen. Es ist wichtig, die Dosierungsrichtlinien sorgfältig zu befolgen und eine Überschreitung der empfohlenen Tagesdosis zu vermeiden.

2. Wechselwirkungen mit Medikamenten: Borpräparate können mit bestimmten Medikamenten interagieren, darunter Antibiotika, Diuretika und Medikamente zur Behandlung hormoneller Erkrankungen. Es ist wichtig, vor der Einnahme von Borpräparaten einen Arzt zu konsultieren, insbesondere wenn Sie andere Medikamente einnehmen.

3. Schwangerschaft und Stillzeit: Es gibt nur begrenzte Forschungsergebnisse zur Sicherheit einer

Borergänzung während der Schwangerschaft und Stillzeit. Es wird allgemein empfohlen, in diesen Zeiträumen hohe Bordosen zu vermeiden, es sei denn, es erfolgt die Anweisung eines medizinischen Fachpersonals.

4. Medizinische Bedingungen: Personen mit bestimmten Erkrankungen wie Nierenerkrankungen, Lebererkrankungen oder hormonbedingten Störungen sollten bei der Einnahme von Borpräparaten Vorsicht walten lassen und vor Beginn der Nahrungsergänzung ihren Arzt konsultieren.

5. Qualität und Reinheit: Wie bei jedem Nahrungsergänzungsmittel ist es wichtig, hochwertige Produkte von renommierten Herstellern zu wählen, um Reinheit, Wirksamkeit und Sicherheit zu gewährleisten. Suchen Sie nach Tests und Zertifizierungen von Drittanbietern, beispielsweise von ConsumerLabs, NSF International oder der United States Pharmacopeia (USP).

Durch die Einhaltung von Dosierungsrichtlinien, die Rücksprache mit medizinischem Fachpersonal und die Auswahl hochwertiger Nahrungsergänzungsmittel können Menschen mit Arthritis potenziell von den therapeutischen Wirkungen von Bor profitieren und gleichzeitig das Risiko von Nebenwirkungen minimieren.

Kapitel 7

Borreiche Ernährung

Während Borpräparate eine konzentrierte Quelle dieses nützlichen Minerals darstellen können, ist die Aufnahme borreicher Lebensmittel in Ihre Ernährung eine hervorragende Möglichkeit, Ihre Boraufnahme insgesamt zu erhöhen und die Behandlung von Arthritis durch einen ganzheitlichen Ansatz zu unterstützen. In diesem Kapitel werden wir die wichtigsten Nahrungsquellen für Bor, Strategien zur Essensplanung und köstliche Rezepte erkunden, die Ihnen dabei helfen, die Kraft von Bor durch vollwertige, nährstoffreiche Lebensmittel zu nutzen.

Lebensmittel mit hohem Borgehalt

Bor ist in verschiedenen pflanzlichen Lebensmitteln enthalten, wobei einige Quellen besonders reich an diesem lebenswichtigen Mineral sind. Hier sind einige der besten borreichen Lebensmittel, die Sie in Ihre Ernährung aufnehmen sollten:

1. Trockenfrüchte:

- Rosinen und andere getrocknete Weintrauben

- Pflaumen und andere getrocknete Pflaumen

- Termine

- Aprikosen

- Feigen

2. Nüsse und Samen:

- Mandeln

- Haselnüsse

- Paranüsse

- Erdnüsse

- Pistazien

- Sesamsamen

3. Hülsenfrüchte:

- Linsen

- Kichererbsen

- Kidneybohnen

- Sojabohnen

- Erdnüsse (technisch gesehen eine Hülsenfrucht)

4. Blattgemüse und Gemüse:

- Avocados

- Brokkoli

- Spinat

- Andere

- Spargel

- Kartoffeln mit Schale

5. Vollkornprodukte:

- Hafer

- Quinoa

- Brauner Reis

- Vollkornbrot und Nudeln

6. Andere Quellen:

- Honig

- Rotwein

- Apfelessig

- Bestimmte Kräuter und Gewürze (z. B. Zimt, Kurkuma)

Es ist wichtig zu beachten, dass der Borgehalt von Lebensmitteln abhängig von Faktoren wie Bodenzusammensetzung, Wachstumsbedingungen und Lebensmittelverarbeitungsmethoden variieren kann. Darüber hinaus können einige Lebensmittel Verbindungen enthalten, die die Boraufnahme beeinträchtigen können, wie z. B. Phytate, die in Vollkornprodukten und Hülsenfrüchten enthalten sind. Um die Bioverfügbarkeit von Bor zu maximieren, wird empfohlen, verschiedene borreiche Lebensmittel zu sich zu nehmen und Getreide und Hülsenfrüchte vor dem Verzehr einzuweichen oder zu keimen.

Speisepläne und Rezepte

Die Einbeziehung borreicher Lebensmittel in Ihre täglichen Mahlzeiten und Snacks kann eine köstliche und praktische Möglichkeit sein, Ihre Boraufnahme zu erhöhen. Hier sind einige Beispiel-Essenspläne und Rezepte, die Ihnen den Einstieg erleichtern sollen:

Schnelle und einfache Frühstücksgerichte, die reich an Bor sind:

1. Borreiches Haferflockenmehl

- **Vorbereitungszeit**: 5 Minuten

- **Kochzeit**: 10 Minuten

- **Portionen**: 2

Zutaten:

- 1 Tasse Haferflocken

- 2 Tassen Mandelmilch

- 1 Banane, in Scheiben geschnitten

- 2 Esslöffel Mandelbutter

- 1 Esslöffel Honig

- 1/4 Teelöffel Zimt

Anweisungen:

1. In einem Topf Haferflocken und Mandelmilch vermischen.

2. Bei mittlerer Hitze köcheln lassen und unter gelegentlichem Rühren etwa 5–7 Minuten kochen lassen, bis die Masse eingedickt ist.

3. Vom Herd nehmen und Banane, Mandelbutter, Honig und Zimt unterrühren.

4. Heiß servieren und genießen!

Nährwertangaben pro Portion:

- Kalorien: 380

- Protein: 10g

- Fett: 14g

- Kohlenhydrate: 58g

- Faser: 8g

- Bor: 2,1 mg

2. Mit Bor angereicherter Avocado-Toast

- **Vorbereitungszeit**: 5 Minuten

- **Kochzeit**: 5 Minuten

- **Portionen**: 2

Zutaten:

- 2 Scheiben Vollkornbrot

- 1 Avocado, püriert

- 1 Esslöffel Zitronensaft

- Salz und Pfeffer nach Geschmack

- Rote Paprikaflocken (optional)

Anweisungen:

1. Die Brotscheiben goldbraun rösten.

2. In einer kleinen Schüssel die zerdrückte Avocado mit Zitronensaft, Salz und Pfeffer vermischen.

3. Verteilen Sie die Avocadomischung gleichmäßig auf den gerösteten Brotscheiben.

4. Nach Belieben mit roten Pfefferflocken bestreuen.

5. Sofort servieren.

Nährwertangaben pro Portion:

- Kalorien: 220

- Protein: 5g

- Fett: 11g

- Kohlenhydrate: 27g

- Faser: 7g

- Bor: 1,6 mg

65

- **Vorbereitungszeit**: 5 Minuten

- **Kochzeit**: 0 Minuten

- **Portionen**: 1

Zutaten:

- 1 gefrorene Banane

- 1/2 Tasse gefrorene Beeren

- 1/2 Tasse Spinat

- 1/2 Tasse Mandelmilch

- 1 Esslöffel Chiasamen

- 1 Esslöffel Mandelbutter

- Belag: Bananenscheiben, Müsli, Nüsse, Samen

Anweisungen:

1. In einem Mixer die gefrorene Banane, Beeren, Spinat, Mandelmilch, Chiasamen und Mandelbutter vermischen.

2. Mixen, bis eine glatte und cremige Masse entsteht.

3. Den Smoothie in eine Schüssel geben und mit Bananenscheiben, Müsli, Nüssen und Samen belegen.

4. Sofort servieren.

Nährwertangaben pro Portion:

- Kalorien: 380

- Protein: 8g

- Fett: 17g

- Kohlenhydrate: 52g

- Ballaststoffe: 15 g

- Bor: 2,3 mg

4. Borverstärkender Chiasamen-Pudding

- **Vorbereitungszeit**: 5 Minuten (plus Abkühlen über Nacht)

- **Kochzeit**: 0 Minuten

- **Portionen**: 2

Zutaten:

- 1/4 Tasse Chiasamen

- 1 Tasse Mandelmilch

- 1 Esslöffel Honig

- 1/2 Teelöffel Vanilleextrakt

- 1/2 Tasse gemischte Beeren

Anweisungen:

1. In einer Schüssel Chiasamen, Mandelmilch, Honig und Vanilleextrakt vermischen.

2. Abdecken und über Nacht oder mindestens 4 Stunden im Kühlschrank lagern, bis die Masse eingedickt ist.

3. Vor dem Servieren gut umrühren und mit gemischten Beeren belegen.

Nährwertangaben pro Portion:

- Kalorien: 180

- Protein: 4g

- Fett: 9g

- Kohlenhydrate: 22g

- Ballaststoffe: 10 g

- Bor: 1,7 mg

5. Borreiches Granola Perfect

- **Vorbereitungszeit**: 5 Minuten

- **Kochzeit**: 20 Minuten

- **Portionen**: 2

Zutaten:

- 1 Tasse Haferflocken

- 1/4 Tasse Mandeln, gehackt

- 1/4 Tasse Trockenfrüchte (z. B. Rosinen, Preiselbeeren)

- 2 Esslöffel Honig

- 1 Esslöffel Kokosöl, geschmolzen

- 1/2 Teelöffel Vanilleextrakt

- 1 Tasse griechischer Joghurt

- 1/2 Tasse gemischte Beeren

Anweisungen:

1. Heizen Sie den Ofen auf 300 °F (150 °C) vor.

2. In einer Schüssel Haferflocken, Mandeln, Trockenfrüchte, Honig, Kokosöl und Vanilleextrakt vermischen.

3. Verteilen Sie die Mischung auf einem mit Backpapier ausgelegten Backblech.

4. 20 Minuten backen, dabei nach der Hälfte der Zeit umrühren, bis es goldbraun ist.

5. Lassen Sie das Müsli vollständig abkühlen.

6. In Serviergläsern den griechischen Joghurt, das Müsli und die gemischten Beeren schichten.

7. Wiederholen Sie die Schichten und servieren Sie sofort.

Nährwertangaben pro Portion:

- Kalorien: 370

- Protein: 20g

- Fett: 12g

- Kohlenhydrate: 47g

- Faser: 6g

- Bor: 2,0 mg

Diese Frühstücksrezepte sind nicht nur lecker, sondern auch reich an Bor, was sich positiv auf die Knochengesundheit auswirkt. Genießen!

1. Quinoa- und schwarzer Bohnensalat

- **Vorbereitungszeit**: 15 Minuten

- **Kochzeit**: 15 Minuten

- **Portionen**: 4

Zutaten:

- 1 Tasse Quinoa

- 2 Tassen Wasser oder Gemüsebrühe

- 1 Dose (15 Unzen) schwarze Bohnen, abgetropft und abgespült

- 1 rote Paprika, gewürfelt

- 1/2 rote Zwiebel, fein gehackt

- 1/2 Tasse gehackter frischer Koriander

- 1 Avocado, gewürfelt

- Saft von 1 Limette

- Salz und Pfeffer nach Geschmack

Anweisungen:

1. Spülen Sie die Quinoa unter kaltem Wasser ab. In einem mittelgroßen Topf Quinoa und Wasser oder Gemüsebrühe vermischen. Zum Kochen bringen, dann die Hitze reduzieren, abdecken und 15 Minuten köcheln lassen, oder bis die Quinoa gar ist und die Flüssigkeit aufgesogen ist.

2. In einer großen Schüssel gekochtes Quinoa, schwarze Bohnen, Paprika, Zwiebeln, Koriander, Avocado, Limettensaft, Salz und Pfeffer vermischen. Gut mischen.

3. Den Salat gekühlt oder bei Zimmertemperatur servieren.

Nährwertangaben pro Portion:

- Kalorien: 340

- Protein: 14g

- Fett: 10g

- Kohlenhydrate: 52g

- Faser: 13g

- Bor: 2,2 mg

2. Gebackener Lachs mit Spargel

- **Vorbereitungszeit**: 10 Minuten

- **Kochzeit**: 15 Minuten

- **Portionen**: 2

Zutaten:

- 2 Lachsfilets

- 1 Bund Spargel, geputzt

- 2 Esslöffel Olivenöl

- 1 Zitrone, in Scheiben geschnitten

- Salz und Pfeffer nach Geschmack

Anweisungen:

1. Heizen Sie den Ofen auf 200 °C (400 °F) vor.

2. Die Lachsfilets auf ein mit Backpapier ausgelegtes Backblech legen. Mit Salz, Pfeffer und einem Spritzer Zitronensaft würzen.

3. Den Spargel um den Lachs legen. Mit Olivenöl beträufeln und mit Salz und Pfeffer würzen.

4. Auf jedes Lachsfilet ein paar Zitronenscheiben legen.

5. 12–15 Minuten backen, oder bis der Lachs gar ist und der Spargel zart ist.

Nährwertangaben pro Portion:

- Kalorien: 380

- Protein: 30g

- Fett: 24g

- Kohlenhydrate: 10g

- Ballaststoffe: 5 g

- Bor: 2,8 mg

- **Vorbereitungszeit:** 10 Minuten

- **Kochzeit**: 0 Minuten

- **Portionen**: 2

Zutaten:

- 4 Vollkorn-Wraps

- 1/2 Pfund geschnittene Putenbrust

- 1 Tasse Babyspinatblätter

- 1/2 Tasse geriebener Cheddar-Käse

- 1/4 Tasse griechischer Joghurt

- 2 Esslöffel Honigsenf

- Salz und Pfeffer nach Geschmack

Anweisungen:

1. Legen Sie die Wraps aus und verteilen Sie Truthahn, Spinat und Cheddar-Käse darauf.

2. In einer kleinen Schüssel griechischen Joghurt, Honigsenf, Salz und Pfeffer vermischen.

3. Verteilen Sie die Joghurtmischung auf den Füllungen jedes Wraps.

4. Die Wraps fest aufrollen und vor dem Servieren halbieren.

Nährwertangaben pro Portion:

- Kalorien: 410

- Protein: 33g

- Fett: 16g

- Kohlenhydrate: 36g

- Ballaststoffe: 5 g

- Bor: 2,0 mg

4. Linsen-Süßkartoffel-Eintopf

- **Vorbereitungszeit**: 10 Minuten

- **Kochzeit**: 30 Minuten

- **Portionen**: 4

Zutaten:

- 1 Esslöffel Olivenöl

- 1 Zwiebel, gehackt

- 2 Knoblauchzehen, gehackt

- 2 Karotten, gehackt

- 2 Süßkartoffeln, geschält und gewürfelt

- 1 Tasse Linsen

- 4 Tassen Gemüsebrühe

- 1 Teelöffel gemahlener Kreuzkümmel

- 1/2 Teelöffel gemahlener Zimt

- Salz und Pfeffer nach Geschmack

- Frische Petersilie zum Garnieren

Anweisungen:

1. In einem großen Topf das Olivenöl bei mittlerer Hitze erhitzen. Zwiebeln, Knoblauch, Karotten und Süßkartoffeln hinzufügen. Etwa 5 Minuten kochen lassen, bis das Gemüse weich wird.

2. Linsen, Gemüsebrühe, Kreuzkümmel, Zimt, Salz und Pfeffer hinzufügen. Zum Kochen bringen, dann die Hitze reduzieren und 20–25 Minuten köcheln lassen, bis die Linsen und Süßkartoffeln weich sind.

3. Heiß servieren, garniert mit frischer Petersilie.

Nährwertangaben pro Portion:

- Kalorien: 330

- Protein: 15g

- Fett: 4g

- Kohlenhydrate: 62g

- Ballaststoffe: 15 g

- Bor: 1,9 mg

- **Vorbereitungszeit**: 10 Minuten

- **Kochzeit**: 20 Minuten

- **Portionen**: 4

Zutaten:

- 1 Esslöffel Olivenöl

- 1 Zwiebel, gehackt

- 2 Knoblauchzehen, gehackt

- 1 Esslöffel Currypulver

- 1 Teelöffel gemahlener Kreuzkümmel

- 1 Teelöffel gemahlener Koriander

- 1 Dose (15 Unzen) Kichererbsen, abgetropft und abgespült

- 1 Dose (14 Unzen) gewürfelte Tomaten

- 1 Dose (14 Unzen) Kokosmilch

- 4 Tassen Babyspinat

- Salz und Pfeffer nach Geschmack

- Gekochter Reis zum Servieren

Anweisungen:

1. In einer großen Pfanne das Olivenöl bei mittlerer Hitze erhitzen. Fügen Sie die Zwiebel und den Knoblauch hinzu und kochen Sie sie etwa 5 Minuten lang, bis sie weich sind.

2. Currypulver, Kreuzkümmel und Koriander einrühren und eine weitere Minute kochen lassen.

3. Kichererbsen, Tomatenwürfel und Kokosmilch hinzufügen. Zum Kochen bringen und 10 Minuten kochen lassen.

4. Den Spinat einrühren und weitere 2-3 Minuten kochen, bis er zusammengefallen ist.

5. Mit Salz und Pfeffer würzen.

6. Das Curry über gekochtem Reis servieren.

Nährwertangaben pro Portion:

- Kalorien: 380

- Protein: 15g

- Fett: 20g

- Kohlenhydrate: 40g

- Ballaststoffe: 10 g

- Bor: 2,1 mg

1. Mit Bor angereicherte Linsensuppe

- **Vorbereitungszeit**: 15 Minuten

- **Kochzeit**: 40 Minuten

- **Portionen**: 6

Zutaten

- 1 Esslöffel Olivenöl

- 1 Zwiebel, gehackt

- 2 Karotten, gehackt

- 2 Selleriestangen, gehackt

- 3 Knoblauchzehen, gehackt

- 1 Teelöffel gemahlener Kreuzkümmel

- 1/2 Teelöffel gemahlener Kurkuma

- 1/2 Teelöffel gemahlener Koriander

- 1 Tasse getrocknete Linsen

- 6 Tassen Gemüsebrühe

- 1 Dose (14 Unzen) gewürfelte Tomaten

- Salz und Pfeffer nach Geschmack

- Frische Petersilie zum Garnieren

Anweisungen

1. In einem großen Topf das Olivenöl bei mittlerer Hitze erhitzen. Zwiebel, Karotten, Sellerie und Knoblauch hinzufügen. Etwa 5 Minuten kochen lassen, bis das Gemüse weich wird.

2. Kreuzkümmel, Kurkuma und Koriander einrühren und eine weitere Minute kochen lassen.

3. Linsen, Gemüsebrühe und Tomatenwürfel hinzufügen. Zum Kochen bringen, dann die Hitze reduzieren und 30 Minuten köcheln lassen, oder bis die Linsen weich sind.

4. Mit Salz und Pfeffer würzen.

5. Heiß servieren, garniert mit frischer Petersilie.

Nährwertangaben pro Portion

- Kalorien: 220

- Protein: 13g

- Fett: 3g

- Kohlenhydrate: 38g

- Ballaststoffe: 15 g

- Bor: 2,5 mg

2. Borreicher Lachs und Brokkoli

- **Vorbereitungszeit**: 10 Minuten

- **Kochzeit**: 20 Minuten

- **Portionen**: 4

Zutaten:

- 4 Lachsfilets

- 1 Zitrone, in Scheiben geschnitten

- 1 Esslöffel Olivenöl

- Salz und Pfeffer nach Geschmack

- 1 Pfund Brokkoli, gehackt

- 2 Esslöffel Balsamico-Essig

Anweisungen:

1. Heizen Sie den Ofen auf 200 °C (400 °F) vor.

2. Die Lachsfilets auf ein mit Backpapier ausgelegtes Backblech legen. Mit Salz, Pfeffer und einem Spritzer Zitronensaft würzen. Belegen Sie jedes Filet mit einer Zitronenscheibe.

3. Den Lachs 15–20 Minuten lang im Ofen rösten, bis er gar ist.

4. In einer großen Pfanne das Olivenöl bei mittlerer Hitze erhitzen. Den Brokkoli dazugeben und 5-7 Minuten kochen lassen, bis er weich ist.

5. Den Balsamico-Essig einrühren und eine weitere Minute kochen lassen.

6. Den gebratenen Lachs mit dem Balsamico-Brokkoli servieren.

Nährwertangaben pro Portion:

- Kalorien: 320

- Protein: 34g

- Fett: 18g

- Kohlenhydrate: 10g

- Faser: 4g

- Bor: 2,8 mg

3. Borverstärkende, mit Kichererbsen und Spinat gefüllte Paprikaschoten

- **Vorbereitungszeit**: 15 Minuten

- **Kochzeit**: 30 Minuten

- **Portionen**: 4

Zutaten

- 4 Paprika, halbiert und entkernt

- 1 Esslöffel Olivenöl

- 1 Zwiebel, gehackt

- 2 Knoblauchzehen, gehackt

- 1 Dose (15 Unzen) Kichererbsen, abgetropft und abgespült

- 1 Dose (14 Unzen) gewürfelte Tomaten

- 2 Tassen Babyspinat

- 1 Teelöffel gemahlener Kreuzkümmel

- 1/2 Teelöffel geräuchertes Paprikapulver

- Salz und Pfeffer nach Geschmack

- 1/2 Tasse geriebener Cheddar-Käse

Anweisungen

1. Heizen Sie den Ofen auf 175 °C (350 °F) vor.

2. Die Paprikahälften mit der Schnittfläche nach oben in eine Auflaufform legen.

3. In einer großen Pfanne das Olivenöl bei mittlerer Hitze erhitzen. Fügen Sie die Zwiebel und den Knoblauch hinzu und kochen Sie sie 5 Minuten lang, bis sie weich sind.

4. Kichererbsen, Tomatenwürfel, Spinat, Kreuzkümmel, Paprika, Salz und Pfeffer unterrühren. Weitere 5 Minuten kochen lassen.

5. Die Kichererbsenmischung in die Paprikahälften geben. Jeweils mit geriebenem Cheddar-Käse belegen.

6. Decken Sie die Auflaufform mit Folie ab und backen Sie sie 25 Minuten lang. Die Folie entfernen und weitere 5 Minuten backen, bis der Käse geschmolzen ist und Blasen bildet.

7. Heiß servieren.

Nährwertangaben pro Portion

- Kalorien: 290

- Protein: 13g

- Fett: 10g

- Kohlenhydrate: 41g

- Faser: 12g

- Bor: 2,2 mg

4. Borreiches Rindfleisch und Brokkoli-Pfanne

- **Vorbereitungszeit**: 15 Minuten

- **Kochzeit:** 15 Minuten

- **Portionen**: 4

Zutaten

- 1 Pfund Flanksteak, in dünne Scheiben geschnitten

- 3 Esslöffel Sojasauce

- 2 Esslöffel Reisessig

- 1 Esslöffel Honig

- 2 Esslöffel Maisstärke

- 2 Esslöffel Olivenöl

- 3 Knoblauchzehen, gehackt

- 1 Esslöffel geriebener Ingwer

- 1 Kopf Brokkoli, gehackt

- Gekochter Reis zum Servieren

Anweisungen

1. In einer Schüssel das geschnittene Flanksteak, Sojasauce, Reisessig, Honig und Maisstärke vermischen. Gut vermischen und 10 Minuten lang marinieren lassen.

2. Erhitzen Sie das Olivenöl in einer großen Pfanne oder einem Wok bei starker Hitze. Knoblauch und Ingwer hinzufügen und 30 Sekunden kochen lassen.

3. Das marinierte Rindfleisch dazugeben und 3–4 Minuten braten, bis es braun ist.

4. Den gehackten Brokkoli hinzufügen und weitere 3-4 Minuten kochen, bis der Brokkoli weich ist.

5. Servieren Sie die Pfanne über dem gekochten Reis.

Nährwertangaben pro Portion

- Kalorien: 380

- Protein: 30g

- Fett: 18g

- Kohlenhydrate: 26g

- Ballaststoffe: 5 g

- Bor: 2,6 mg

5. Borverstärkende Spinat- und Pilznudeln

- **Vorbereitungszeit**:10 Minuten

- **Kochzeit**: 20 Minuten

- **Portionen**: 4

Zutaten

- 8 Unzen Vollkornnudeln

- 2 Esslöffel Olivenöl

- 8 Unzen Pilze, in Scheiben geschnitten

- 3 Knoblauchzehen, gehackt

- 6 Tassen Babyspinat

- 1/2 Tasse Gemüsebrühe

- 1/4 Tasse geriebener Parmesankäse

- Salz und Pfeffer nach Geschmack

Anweisungen

1. Die Nudeln nach Packungsanleitung kochen. Abtropfen lassen und beiseite stellen.

2. In einer großen Pfanne das Olivenöl bei mittlerer Hitze erhitzen. Pilze und Knoblauch dazugeben und 5 Minuten kochen lassen, bis die Pilze weich werden.

3. Spinat und Gemüsebrühe unterrühren. Weitere 2-3 Minuten kochen, bis der Spinat zusammengefallen ist.

4. Die gekochten Nudeln in die Pfanne geben und vermengen.

5. Den geriebenen Parmesankäse unterrühren und mit Salz und Pfeffer würzen.

6. Heiß servieren.

Nährwertangaben pro Portion

- Kalorien: 340

- Protein: 13g

- Fett: 10g

- Kohlenhydrate: 52g

- Faser: 8g

- Bor: 2,1 mg

Indem Sie diese borreichen Speisepläne und Rezepte in Ihre Ernährung integrieren, unterstützen Sie nicht nur Ihre Bemühungen zur Behandlung Ihrer Arthritis, sondern versorgen Ihren Körper auch mit einer breiten Palette an essentiellen Vitaminen, Mineralien und nützlichen Pflanzenstoffen.

Tipps zur Erhöhung der Boraufnahme
Neben der Einbeziehung borreicher Lebensmittel in Ihre Mahlzeiten und Snacks finden Sie hier einige

weitere Tipps, die Ihnen dabei helfen, Ihre Boraufnahme zu erhöhen:

1. Essen Sie Trockenfrüchte als Snack oder fügen Sie sie zu Haferflocken, Joghurt oder Salaten hinzu.

2. Fügen Sie Nüsse und Samen zu Ihren Mahlzeiten oder Snacks hinzu, indem Sie sie beispielsweise über Salate, Joghurt oder Haferflocken streuen.

3. Integrieren Sie Hülsenfrüchte wie Linsen, Kichererbsen und Bohnen in Suppen, Eintöpfe und Salate.

4. Verwenden Sie borreiche Vollkornprodukte wie Quinoa, braunen Reis und Hafer als Alternative zu raffiniertem Getreide.

5. Nehmen Sie Avocados in Ihre Ernährung auf, entweder als Brotaufstrich, in Salaten oder als Belag für Toast oder Sandwiches.

6. Genießen Sie zu Ihren Mahlzeiten ein Glas Rotwein (in Maßen).

7. Verwenden Sie beim Kochen borhaltige Kräuter und Gewürze wie Zimt und Kurkuma.

8. Erwägen Sie die Einnahme eines hochwertigen Borpräparats, wenn Sie Schwierigkeiten haben, Ihre empfohlene Zufuhr allein über die Nahrung zu erreichen.

Denken Sie daran, dass eine ausgewogene und abwechslungsreiche Ernährung, die reich an vollwertigen, nährstoffreichen Lebensmitteln ist, für die allgemeine Gesundheit und das Wohlbefinden unerlässlich ist und die Einbeziehung borreicher Lebensmittel eine köstliche und nahrhafte Möglichkeit sein kann, Sie auf Ihrem Weg zur Arthritis-Behandlung zu unterstützen.

Kapitel 8

Änderungen des Lebensstils

Während die Einbeziehung borreicher Lebensmittel und Nahrungsergänzungsmittel in Ihre Ernährung ein wirksames Instrument bei der Behandlung von Arthritis sein kann, ist ein ganzheitlicher Ansatz, der Lebensstilfaktoren berücksichtigt, für die Erzielung optimaler Ergebnisse unerlässlich. In diesem Kapitel werden wir verschiedene Änderungen des Lebensstils untersuchen, die Ihre Borkur ergänzen und die allgemeine Gesundheit und das Wohlbefinden der Gelenke unterstützen können.

Bewegung und körperliche Aktivität

Regelmäßige körperliche Aktivität ist für Menschen mit Arthritis von entscheidender Bedeutung, da sie dazu beitragen kann, Schmerzen zu lindern, die Gelenkfunktion zu verbessern und die allgemeine Lebensqualität zu verbessern. Es ist jedoch wichtig, geeignete Übungen auszuwählen und Ihre Routine an

Ihre spezifischen Bedürfnisse und Einschränkungen anzupassen.

Übungen mit geringer Belastung:

Menschen mit Arthritis werden häufig Übungen mit geringer Belastung empfohlen, um die Belastung der Gelenke zu minimieren und gleichzeitig die Vorteile körperlicher Aktivität zu nutzen. Einige Beispiele sind:

- **Gehen**: Gehen ist eine schonende, gewichtsbelastende Übung, die dabei helfen kann, die Muskeln zu stärken und die Herz-Kreislauf-Gesundheit zu verbessern.

- **Baden**: Wasserbasierte Übungen wie Schwimmen oder Wassergymnastik bieten ein schonendes Training, das die Belastung der Gelenke reduziert und gleichzeitig die Flexibilität und Bewegungsfreiheit verbessert.

- **Radfahren**: Stationäres oder Liegeradfahren kann für Personen mit Arthritis eine ausgezeichnete, schonende

Option sein, da es ein Herz-Kreislauf-Training ohne übermäßige Gelenkbelastung ermöglicht.

Krafttraining:

Wenn Sie Krafttrainingsübungen in Ihre Routine integrieren, können Sie dabei helfen, Muskelkraft aufzubauen und zu erhalten, was die Gelenke unterstützen und schützen kann. Es ist jedoch wichtig, langsam zu beginnen und die Intensität schrittweise zu steigern, um Verletzungen zu vermeiden. Zu den empfohlenen Krafttrainingsübungen gehören:

- Übungen mit Widerstandsbändern

- Leichtes Gewichtheben

- Yoga (mit Modifikationen)

- Pilates (mit Modifikationen)

Flexibilität und Bewegungsfreiheit:

Die Aufrechterhaltung von Flexibilität und Bewegungsfreiheit ist für Menschen mit Arthritis von entscheidender Bedeutung. Dehn- und Beweglichkeitsübungen können helfen, Gelenksteifheit vorzubeugen und die allgemeine Gelenkfunktion zu verbessern. Erwägen Sie, Folgendes in Ihre Routine zu integrieren:

- Sanfte Dehnübungen

- Tai Chi oder Qigong

- Yoga (mit Modifikationen)

Es ist wichtig, einen Arzt zu konsultieren, beispielsweise einen Physiotherapeuten oder Sportphysiologen, um einen geeigneten Trainingsplan zu entwickeln, der auf Ihre spezifischen Bedürfnisse und Einschränkungen zugeschnitten ist.

Gewichtsmanagement

Die Aufrechterhaltung eines gesunden Gewichts kann die Belastung tragender Gelenke wie Knie und Hüfte deutlich reduzieren. Übermäßiges Körpergewicht kann zum Fortschreiten der Arthritis beitragen und die Symptome verschlimmern, weshalb Gewichtskontrolle ein entscheidender Aspekt der Arthritis-Behandlung ist.

Hier sind einige Strategien, die Sie für ein gesundes Gewichtsmanagement in Betracht ziehen sollten:

1. Ausgewogene Ernährung: Nehmen Sie eine nährstoffreiche, vollwertige Ernährung ein, bei der Obst, Gemüse, mageres Eiweiß und gesunde Fette im Vordergrund stehen. Begrenzen Sie die Aufnahme von verarbeiteten Lebensmitteln, zugesetztem Zucker und ungesunden Fetten.

2. Kalorienbewusstsein: Achten Sie auf Ihre Kalorienzufuhr und schaffen Sie ein leichtes Kaloriendefizit, um eine allmähliche Gewichtsabnahme zu fördern. Vermeiden Sie jedoch eine extreme Kalorienrestriktion, da diese kontraproduktiv sein und zu Nährstoffmangel führen kann.

3. Portionskontrolle: Üben Sie die Portionskontrolle, indem Sie kleinere Teller verwenden, Portionen abmessen und beim Essen oder Naschen auf die Portionsgrößen achten.

4. Integrieren Sie körperliche Aktivität: Regelmäßige Bewegung kann, wie bereits erwähnt, nicht nur die Gesundheit der Gelenke unterstützen, sondern auch zur Gewichtskontrolle beitragen, indem sie den Kalorienverbrauch erhöht.

5. Suchen Sie professionelle Unterstützung: Erwägen Sie die Zusammenarbeit mit einem registrierten Ernährungsberater oder einem qualifizierten Ernährungsexperten, der Sie individuell beraten und unterstützen kann, um ein gesundes Gewicht zu erreichen und zu halten.

Denken Sie daran, dass Gewichtsmanagement eine Reise ist und nachhaltige Änderungen des Lebensstils der Schlüssel zum langfristigen Erfolg sind. Seien Sie geduldig und feiern Sie unterwegs kleine Siege.

Chronischer Stress kann Entzündungen verschlimmern und zum Fortschreiten von Arthritis beitragen. Die Integration von Techniken zur Stressreduzierung in Ihren Alltag kann dabei helfen, das Stressniveau zu bewältigen, die Entspannung zu fördern und möglicherweise Arthritis-Symptome zu lindern.

Achtsamkeit und Meditation:

Achtsamkeits- und Meditationspraktiken können wirkungsvolle Hilfsmittel sein, um Stress abzubauen und das allgemeine Wohlbefinden zu fördern. Bei diesen Übungen geht es darum, die Aufmerksamkeit auf den gegenwärtigen Moment zu richten, das Bewusstsein zu kultivieren und den Geist zu beruhigen. Erwägen Sie Folgendes:

- Geführte Meditations-Apps oder -Aufzeichnungen

- Achtsamkeitsbasierte Stressreduktionsprogramme (MBSR).

- Yoga- oder Tai-Chi-Kurse mit Achtsamkeitskomponente

Entspannungstechniken:

Verschiedene Entspannungstechniken können helfen, den physiologischen Auswirkungen von Stress entgegenzuwirken und ein Gefühl der Ruhe und Entspannung zu fördern. Einige wirksame Techniken umfassen:

- Atemübungen

- Progressive Muskelentspannung

- Visualisierung oder geführte Bilder

- Beruhigende Musik oder Naturgeräusche hören

Unterstützung und Selbstfürsorge:

Bei der Behandlung einer chronischen Erkrankung wie Arthritis ist es von entscheidender Bedeutung, auf Ihr emotionales und geistiges Wohlbefinden zu achten. Betrachten Sie die folgenden Strategien:

- Treten Sie einer Selbsthilfegruppe bei oder vernetzen Sie sich mit anderen, die Ihre Erfahrungen verstehen

- Übe Selbstmitgefühl und Selbstakzeptanz

- Nehmen Sie an Aktivitäten teil, die Ihnen Freude und Erfüllung bringen

- Priorisieren Sie Ruhezeiten bei Bedarf

Indem Sie Techniken zur Stressreduzierung in Ihren Alltag integrieren, können Sie die mit Arthritis verbundenen körperlichen und emotionalen Herausforderungen besser bewältigen und Ihre allgemeine Lebensqualität verbessern.

Änderungen des Lebensstils wie regelmäßige Bewegung, Gewichtskontrolle und Stressreduzierung können die Vorteile einer borreichen Ernährung und Nahrungsergänzung erheblich ergänzen. Durch einen ganzheitlichen Ansatz, der verschiedene Aspekte Ihrer Gesundheit und Ihres Wohlbefindens berücksichtigt, können Sie das Potenzial von Bor bei der Behandlung Ihrer Arthritis und der Förderung des allgemeinen Wohlbefindens maximieren.

Teil IV: Erfolgsgeschichten und Fallstudien

Kapitel 9

Erfahrungen aus dem wirklichen Leben

Während wissenschaftliche Forschung und klinische Studien wertvolle Einblicke in die potenziellen Vorteile von Bor für die Behandlung von Arthritis liefern, können Erfahrungen aus dem wirklichen Leben und persönliche Erfahrungsberichte eine aussagekräftige und nachvollziehbare Perspektive bieten. In diesem Kapitel werden wir inspirierende Fallstudien und Berichte von Personen vorstellen, die Bor in ihren Weg zur Arthritis-Behandlung integriert haben, und dabei ihre Herausforderungen, Erfolge und die transformativen Auswirkungen hervorheben, die es auf ihr Leben hatte.

Inspirierende Fallstudien

Sarahs Geschichte: Rheumatoide Arthritis mit Bor überwinden

Sarah, eine 42-jährige Lehrerin, kämpfte seit über einem Jahrzehnt gegen rheumatoide Arthritis. Obwohl sie verschiedene konventionelle Behandlungen ausprobierte, darunter krankheitsmodifizierende Antirheumatika (DMARDs) und biologische Wirkstoffe, litt sie weiterhin unter schwächenden Gelenkschmerzen, Steifheit und Müdigkeit.

„Ich hatte das Gefühl, meine Unabhängigkeit und Lebensqualität zu verlieren", erinnert sich Sarah. „Einfache Aufgaben wie das Bürsten meiner Haare oder das Schreiben an die Tafel wurden zur Qual."

Nachdem die herkömmlichen Möglichkeiten ausgeschöpft waren, empfahl Sarahs naturheilkundlicher Arzt, Borpräparate in ihr Behandlungsschema aufzunehmen. Anfangs skeptisch, beschloss Sarah, es auszuprobieren und nahm täglich 3 Milligramm Borcitrat ein.

Innerhalb weniger Wochen bemerkte Sarah eine deutliche Verringerung ihrer Gelenkschmerzen und Entzündungen. „Es war, als ob sich ein Nebel lichtete", sagt sie. „Ich hatte mehr Energie und meine Mobilität verbesserte sich dramatisch."

Für Nach mehreren Monaten sanken Sarahs Krankheitsaktivitätswerte für rheumatoide Arthritis erheblich und ihre Entzündungsmarker normalisierten sich. Heute nimmt sie eine niedrigere Dosis ihrer herkömmlichen Medikamente ein und betrachtet Bor als entscheidenden Bestandteil ihres ganzheitlichen Ansatzes zur Behandlung ihrer Erkrankung.

„Bor hat mir mein Leben zurückgegeben", sagt Sarah. „Ich kann mit meinen Schülern mithalten, Outdoor-Aktivitäten genießen und jeden Tag mit neuer Energie und Hoffnung angehen."

Michaels Reise: Linderung von Arthrose finden

Michael, ein 63-jähriger Bauarbeiter im Ruhestand, hatte seit Jahren mit schwerer Arthrose in Knien und Hüften zu kämpfen. Die ständigen Schmerzen und die eingeschränkte Beweglichkeit machten es ihm schwer, seine goldenen Jahre zu genießen und an Aktivitäten teilzunehmen, die er einst liebte.

„Ich hatte das Gefühl, in meinem eigenen Körper gefangen zu sein", erinnert sich Michael. „Der Schmerz war unerbittlich und ich fühlte mich zunehmend isoliert."

Nachdem Michaels Tochter verschiedene Schmerzmittel und entzündungshemmende Medikamente mit begrenztem Erfolg und besorgniserregenden Nebenwirkungen ausprobiert hatte, schlug sie vor, nach natürlichen Alternativen zu suchen. Durch ihre Forschung stieß sie auf Bor und seine potenziellen Vorteile für die Behandlung von Arthritis.

Entschlossen, Linderung zu finden, begann Michael, borreiche Lebensmittel wie Rosinen, Mandeln und Avocados in seine Ernährung aufzunehmen. Er fügte außerdem ein Borpräparat hinzu und nahm 6 Milligramm pro Tag ein.

Innerhalb weniger Wochen bemerkte Michael eine deutliche Verringerung seiner Gelenkschmerzen und Schwellungen. „Es war, als ob mir eine Last von den

Schultern gefallen wäre", sagt er. „Ich konnte mich freier bewegen und Aktivitäten genießen, zu denen ich seit Jahren nicht mehr in der Lage war."

Michaels Lebensqualität verbesserte sich dramatisch und er konnte Hobbys wie Gartenarbeit und Spaziergänge mit seiner Frau wieder aufnehmen. Er erlebte auch eine verbesserte Schlafqualität, was weiter zu seinem allgemeinen Wohlbefinden beitrug.

„Bor hat für mich das Spiel verändert", sagt Michael. „Ich wünschte, ich hätte früher davon erfahren, aber ich bin dankbar, eine natürliche Lösung gefunden zu haben, die mir mein Leben zurückgegeben hat."

Erfahrungsberichte von Bor-Benutzern

„Nachdem ich jahrelang mit rheumatoider Arthritis zu kämpfen hatte, fand ich endlich Linderung durch Borpräparate. Meine Gelenkschmerzen und Entzündungen sind deutlich zurückgegangen und ich habe mehr Energie als seit Jahren." - Emily, 38

„Für jemanden mit Arthrose war Bor ein Lebensretter. Es hat meine Gelenkschmerzen und meine Steifheit reduziert, sodass ich aktiver sein und meine täglichen Aktivitäten ohne ständige Beschwerden genießen kann." - David, 57

„Anfangs zögerte ich, Bor auszuprobieren, aber ich bin so froh, dass ich es getan habe. Zusätzlich zur Verringerung meiner Arthritis-Symptome habe ich eine Verbesserung meines allgemeinen Wohlbefindens und meiner Stimmung festgestellt. Ich fühle mich positiver und energiegeladener." -Laura, 45

„Die Einbeziehung borreicher Lebensmittel wie Rosinen, Mandeln und Avocados in meine Ernährung hat bei der Behandlung meiner Arthritis einen spürbaren Unterschied gemacht. Die Schmerzen und Schwellungen in meinen Gelenken sind zurückgegangen und ich fühle mich beweglicher." - Tom, 62

„Bor hat für mich die Behandlung meiner Psoriasis-Arthritis grundlegend verändert. Es hat nicht nur meine Gelenkschmerzen und Entzündungen gelindert, sondern auch dazu beigetragen, den Zustand meiner Haut zu verbessern." - Samantha, 51

Vorher-Nachher-Geschichten

Zusätzlich zu den persönlichen Erfahrungsberichten haben einige Personen ihre Vorher- und Nachher-Geschichten geteilt und dabei die transformative Wirkung von Bor auf ihren Weg zur Arthritis-Behandlung hervorgehoben.

Jennifer, eine 48-jährige Grafikdesignerin, teilte ihre Vorher-Nachher-Fotos mit und zeigte die bemerkenswerte Verbesserung ihrer Gelenkbeweglichkeit und allgemeinen Lebensqualität. Auf ihren „Vorher"-Fotos sind Jennifers Hände aufgrund rheumatoider Arthritis sichtbar geschwollen und deformiert, was es ihr erschwert, ihre beruflichen Aufgaben zu erfüllen.

Nach der Einnahme von Borpräparaten und Ernährungsumstellungen zeigen Jennifers „Nachher"-Fotos eine deutliche Verringerung der Gelenkschwellung und -deformität. Ihre Hände erscheinen flexibler und funktioneller, sodass sie ihre Arbeit und ihre Hobbys problemlos wieder aufnehmen kann.

„Bor war für mich eine echte Lebensader", sagt Jennifer. „Es hat nicht nur meine Arthritis-Symptome gelindert, sondern auch meine Unabhängigkeit und mein Selbstvertrauen wiederhergestellt."

Ebenso teilte Mark, ein 55-jähriger begeisterter Wanderer, seine Vorher- und Nachher-Fotos mit, die den Einfluss von Bor auf seine Arthrose-Reise verdeutlichen. Auf seinen „Vorher"-Fotos sind Marks Knie sichtbar geschwollen und er stützt sich bei seinen Outdoor-Abenteuern auf Wanderstöcke.

Nach der Einführung einer borreichen Diät und einer Nahrungsergänzung zeigen Marks „Nachher"-Fotos eine bemerkenswerte Verbesserung der Gesundheit seiner Kniegelenke. Er benötigt keine Wanderstöcke mehr und kann anspruchsvolle Wanderwege problemlos und mit minimalem Unbehagen bewältigen.

„Boron hat mir die Freiheit gegeben, meiner Leidenschaft für das Wandern ohne Einschränkungen nachzugehen", sagt Mark. „Ich bin dankbar, eine natürliche Lösung gefunden zu haben, die es mir ermöglicht hat, meinen aktiven Lebensstil wiederzuerlangen."

Diese inspirierenden Erfahrungen und Erfahrungsberichte aus dem wirklichen Leben erinnern eindrucksvoll an das transformative Potenzial von Bor bei der Behandlung von Arthritis. Auch wenn die einzelnen Ergebnisse variieren können, bieten diese Berichte Hoffnung und Motivation für diejenigen, die nach sicheren und wirksamen natürlichen Alternativen suchen, um ihre Arthritis-Symptome zu lindern und ihre allgemeine Lebensqualität zu verbessern.

Kapitel 10

Integration von Bor in andere Therapien

Während eine Borergänzung und eine borreiche Ernährung für Menschen mit Arthritis erhebliche Vorteile bieten können, kann ein umfassender und integrativer Ansatz, der Bor mit anderen Therapien kombiniert, zu noch tiefgreifenderen Ergebnissen führen. In diesem Kapitel werden wir die potenziellen Synergien zwischen Bor und konventionellen Behandlungen sowie seine Integration mit ergänzenden und alternativen Therapien untersuchen.

Bor und konventionelle Behandlungen

Für viele Menschen mit Arthritis, insbesondere in schweren oder fortgeschrittenen Fällen, können konventionelle Behandlungen wie Medikamente und chirurgische Eingriffe weiterhin erforderlich sein. Allerdings kann die Einbeziehung von Bor in ihr Behandlungsschema möglicherweise die Wirksamkeit dieser herkömmlichen Ansätze steigern und mögliche Nebenwirkungen minimieren.

Kombination mit Medikamenten:

Obwohl Bor selbst kein Ersatz für verschreibungspflichtige Medikamente ist, kann es möglicherweise synergetisch mit bestimmten Medikamenten zur Behandlung von Arthritis wirken. Einige Studien deuten beispielsweise darauf hin, dass Bor die entzündungshemmende Wirkung von nichtsteroidalen Antirheumatika (NSAIDs) und krankheitsmodifizierenden Antirheumatika (DMARDs) verstärken kann, was niedrigere Dosierungen ermöglicht und möglicherweise das Risiko unerwünschter Nebenwirkungen verringert .

Es ist wichtig zu beachten, dass Bor niemals ohne Rücksprache mit einem Arzt eingenommen werden sollte, insbesondere wenn Sie bereits verschriebene Medikamente einnehmen. Ihr Arzt oder Apotheker kann Sie über mögliche Wechselwirkungen beraten und sicherstellen, dass eine Borergänzung sicher und für Ihre spezifische Situation geeignet ist.

Postoperative Unterstützung:

Bei Personen, die sich chirurgischen Eingriffen wie Gelenkersatz oder arthroskopischen Eingriffen unterzogen haben, kann Bor eine unterstützende Rolle im Genesungsprozess spielen. Seine entzündungshemmenden und antioxidativen Eigenschaften können dazu beitragen, postoperative Schwellungen zu reduzieren und die Gewebeheilung zu fördern.

Darüber hinaus können die potenziellen Vorteile von Bor für die Knochengesundheit und die Kalziumaufnahme die Genesung und Integration von Implantaten oder Knochentransplantaten unterstützen und so zu verbesserten Langzeitergebnissen beitragen.

Bor- und Komplementärtherapien

Viele Menschen mit Arthritis haben durch die Einbeziehung ergänzender und alternativer Therapien in ihre Behandlungspläne Linderung und eine verbesserte Lebensqualität erfahren. Bor kann möglicherweise die Wirksamkeit dieser Therapien verbessern und einen ganzheitlicheren Ansatz zur Arthritis-Behandlung fördern.

Kräuter- und Nahrungsergänzungsmittel:

Bor kann synergistisch mit verschiedenen Kräuter- und Nahrungsergänzungsmitteln wirken, die üblicherweise zur Behandlung von Arthritis eingesetzt werden. Untersuchungen haben beispielsweise gezeigt, dass die Kombination von Bor mit Curcumin (in Kurkuma enthalten) im Vergleich zu beiden Verbindungen allein eine verstärkte entzündungshemmende Wirkung haben kann.

Andere Nahrungsergänzungsmittel wie Glucosamin, Chondroitin und Omega-3-Fettsäuren können ebenfalls von der Zugabe von Bor profitieren, da sie die Gesundheit der Gelenke unterstützen, Entzündungen reduzieren und das allgemeine Wohlbefinden fördern können.

Geist-Körper-Therapien:

Die Integration von Bor in Geist-Körper-Therapien wie Yoga, Tai Chi und Meditation kann einen umfassenden Ansatz zur Behandlung von Arthritis bieten. Während diese Praktiken dazu beitragen können, Stress abzubauen, die Flexibilität zu verbessern und die Entspannung zu fördern, können die entzündungshemmenden und antioxidativen Eigenschaften von Bor ihre Vorteile ergänzen, indem sie die körperlichen Aspekte von Arthritis angehen.

Darüber hinaus kann die Kombination aus Bor-Ergänzung und Geist-Körper-Übungen einen synergistischen Effekt auf das allgemeine Wohlbefinden haben und ein Gleichgewichtsgefühl und eine Harmonie zwischen den physischen und emotionalen Aspekten der Arthritis-Behandlung fördern.

Physiotherapie und Bewegung:

Physiotherapie und Trainingsprogramme sind oft entscheidende Bestandteile der Arthritis-Behandlung und tragen dazu bei, die Gelenkfunktion zu verbessern, die Stützmuskulatur zu stärken und die allgemeine Beweglichkeit zu verbessern. Die potenziellen Vorteile von Bor für die Knochengesundheit und die Gelenkunterstützung können die Wirksamkeit dieser Therapien verbessern, indem sie die Gewebeerholung fördern und Entzündungen reduzieren.

Durch die Integration von Bor in Physiotherapie- und Trainingsroutinen können Menschen mit Arthritis bessere Ergebnisse und schnellere Fortschritte bei der Erreichung ihrer Rehabilitations- und Fitnessziele erzielen.

Ganzheitlicher Ansatz zur Arthritis-Behandlung

Letztendlich könnte ein ganzheitlicher Ansatz, der Bor in verschiedene konventionelle und ergänzende Therapien integriert, die umfassendste und effektivste Lösung für die Behandlung von Arthritis bieten. Dieser mehrdimensionale Ansatz berücksichtigt nicht nur die physischen Aspekte der Erkrankung, sondern auch die emotionalen, mentalen und Lebensstilfaktoren, die sich auf das allgemeine Wohlbefinden auswirken können.

Durch die enge Zusammenarbeit mit medizinischem Fachpersonal wie Ärzten, Physiotherapeuten, Ernährungsberatern und Praktikern der Integrativen Medizin können Menschen mit Arthritis einen individuellen Behandlungsplan entwickeln, der neben anderen geeigneten Therapien auch Bor einbezieht.

Dieser ganzheitliche Ansatz kann eine Kombination aus Folgendem umfassen:

- Bor-Ergänzung und eine borreiche Ernährung

- Medikamentenmanagement (falls erforderlich)

- Physiotherapie- und Trainingsprogramme

- Geist-Körper-Übungen wie Yoga, Meditation und Techniken zur Stressbewältigung

- Kräuter- und Nahrungsergänzungsmittel

- Änderungen des Lebensstils, wie Gewichtskontrolle und Stressreduzierung

Durch die Berücksichtigung der zahlreichen Faktoren, die zu Arthritis und den damit verbundenen Symptomen beitragen, kann dieser integrative Ansatz eine langfristige Linderung, eine verbesserte Gelenkfunktion und eine insgesamt verbesserte Lebensqualität bewirken.

Es ist wichtig zu beachten, dass jeder integrative Behandlungsplan unter Anleitung qualifizierter medizinischer Fachkräfte entwickelt und überwacht werden sollte. Eine offene Kommunikation und Zusammenarbeit zwischen Praktikern verschiedener Disziplinen sind unerlässlich, um die sichere und wirksame Integration verschiedener Therapien zu gewährleisten.

Durch einen ganzheitlichen und integrativen Ansatz, der Bor mit anderen evidenzbasierten Therapien kombiniert, können Menschen mit Arthritis die Kontrolle über ihre Erkrankung übernehmen und sich auf den Weg zu optimaler Gesundheit, Wohlbefinden und einem Leben frei von den Einschränkungen machen, die diese schwächende Erkrankung mit sich bringt.

Abschluss

In diesem Buch haben wir das bemerkenswerte Potenzial von Bor, einem oft übersehenen Spurenelement, bei der Behandlung von Arthritis untersucht. Von seinen entzündungshemmenden Eigenschaften bis hin zu seiner Rolle bei der Knochengesundheit und dem antioxidativen Schutz hat sich Bor als starker natürlicher Verbündeter im Kampf gegen diese schwächende Erkrankung erwiesen.

Als wir uns mit wissenschaftlichen Erkenntnissen und Erfahrungen aus dem wirklichen Leben befassten, wurde uns klar, dass Bor einen sicheren, wirksamen und zugänglichen Ansatz zur Linderung der Symptome von Arthritis und möglicherweise zur Verlangsamung ihres Fortschreitens bietet. Durch die Nutzung der Kraft dieses natürlichen Minerals durch Nahrungsergänzung und eine borreiche Ernährung können Menschen mit Arthritis die Kontrolle über ihre Gesundheit übernehmen und ihre Lebensqualität zurückgewinnen.

1. Arthritis verstehen: Wir haben uns mit den verschiedenen Arten von Arthritis, ihren Symptomen und Diagnosemethoden befasst und so eine solide Grundlage für das Verständnis der Herausforderungen geschaffen, mit denen die von dieser Erkrankung Betroffenen konfrontiert sind.

2. Die vielfältigen Vorteile von Bor: Durch die Untersuchung wissenschaftlicher Studien und klinischer Studien haben wir die verschiedenen Mechanismen aufgedeckt, durch die Bor Menschen mit Arthritis zugute kommen kann, einschließlich seiner entzündungshemmenden, knochenaufbauenden und antioxidativen Eigenschaften.

3. Praktische Anwendungen: Wir haben praktische Anleitungen zu Bor-Ergänzung, Formen, Dosierungen und Sicherheitsvorkehrungen gegeben, um sicherzustellen, dass die Leser über das nötige Wissen verfügen, um Bor sicher und effektiv in ihr Arthritis-Management-Programm zu integrieren.

4. Ernährungsstrategien: Durch die Hervorhebung borreicher Lebensmittel, Speisepläne und köstlicher Rezepte haben wir den Lesern ermöglicht, einen ganzheitlichen Ansatz zu verfolgen und ihre Boraufnahme durch vollwertige, nährstoffreiche Lebensmittel zu erhöhen.

5. Änderungen des Lebensstils: Da wir erkannten, dass die Behandlung von Arthritis über diätetische Maßnahmen hinausgeht, untersuchten wir Lebensstiländerungen wie Bewegung, Gewichtskontrolle und Techniken zur Stressreduzierung, um einen umfassenden Rahmen für das allgemeine Wohlbefinden zu schaffen.

6. Inspiration aus dem wirklichen Leben: Durch inspirierende Fallstudien, Erfahrungsberichte und Vorher-Nachher-Geschichten haben wir die transformative Kraft von Bor demonstriert und denjenigen Hoffnung und Motivation gegeben, die

Linderung von den schwächenden Auswirkungen von Arthritis suchen.

7. Integrativer Ansatz: Abschließend haben wir die Bedeutung eines ganzheitlichen und integrativen Ansatzes hervorgehoben, der die potenziellen Synergien zwischen Bor und konventionellen Behandlungen sowie deren Integration mit ergänzenden Therapien untersucht und den Lesern die Möglichkeit gibt, personalisierte und umfassende Behandlungspläne zu entwickeln.

Die Zukunft der Borforschung

Obwohl die in diesem Buch vorgestellten Forschungsergebnisse und Beweise überzeugend sind, ist die Erforschung des therapeutischen Potenzials von Bor noch lange nicht abgeschlossen. Im Zuge der weiteren wissenschaftlichen Forschung können wir damit rechnen, noch mehr Erkenntnisse über die Mechanismen zu gewinnen, durch die Bor seine wohltuende Wirkung auf Arthritis und andere Gesundheitszustände entfaltet.

Darüber hinaus können groß angelegte klinische Studien und Längsschnittstudien die Wirksamkeit und Sicherheit der Borergänzung weiter bestätigen und medizinischem Fachpersonal und Patienten belastbarere Daten liefern, die sie bei ihren Behandlungsentscheidungen unterstützen können.

Während sich unser Verständnis der Rolle von Bor für die menschliche Gesundheit vertieft, entdecken wir möglicherweise auch neue Anwendungen und potenzielle Synergien mit neuen Therapien und ebnen so den Weg für innovativere und integrativere Ansätze zur Krankheitsbehandlung.

Den Lesern Wissen vermitteln

Letztendlich liegt die wahre Kraft dieses Buches in seiner Fähigkeit, den Lesern Wissen zu vermitteln – Wissen, das Leben verändern und denjenigen Hoffnung geben kann, die mit den Herausforderungen der Arthritis zu kämpfen haben.

Indem Sie sich mit den auf diesen Seiten präsentierten Informationen ausstatten, haben Sie den ersten Schritt getan, um die Kontrolle über Ihre Gesundheit und Ihr Wohlbefinden zurückzugewinnen. Unabhängig davon, ob Sie sich für die Einnahme von Borpräparaten, eine borreiche Ernährung oder einen ganzheitlichen Ansatz entscheiden, der Bor in andere Therapien integriert, verfügen Sie jetzt über die Werkzeuge, um fundierte Entscheidungen zu treffen und eine aktive Rolle bei der Behandlung Ihrer Arthritis zu übernehmen.

Denken Sie daran, Wissen ist Macht, und indem Sie dieses Wissen mit anderen teilen, können Sie zu positiven Veränderungen beitragen, das Bewusstsein schärfen und die Menschen in Ihrem Umfeld dazu inspirieren, das transformative Potenzial natürlicher Heilmittel wie Bor zu erkunden.

Denken Sie auf dieser Reise daran, dass Sie nicht allein sind. Eine wachsende Gemeinschaft von Einzelpersonen, medizinischen Fachkräften und Forschern widmet sich der Suche nach sicheren und wirksamen Lösungen für die Behandlung von Arthritis. Gemeinsam können wir den Weg für eine Zukunft ebnen, in der Arthritis keine schwächende

Erkrankung mehr ist, sondern ein beherrschbarer Aspekt des Lebens, der durch ganzheitliche, integrative und stärkende Ansätze angegangen werden kann.

Nutzen Sie die Kraft des Bors, feiern Sie die Weisheit der Natur und begeben Sie sich auf den Weg zur Heilung, zu neuer Vitalität und zu einem Leben frei von den durch Arthritis auferlegten Einschränkungen. Der Weg ist vielleicht nicht einfach, aber mit Entschlossenheit, Wissen und Engagement für Ihr Wohlbefinden können Sie das Leben zurückgewinnen, das Sie verdienen.

DANKE

Vielen Dank, dass Sie „Bor-Heilmittel gegen Arthritis" gelesen haben. Wir hoffen, dass dieses Buch Ihnen die Augen für das bemerkenswerte therapeutische Potenzial dieses unterschätzten Minerals zur Unterstützung optimaler Gesundheit und Langlebigkeit geöffnet hat.

Wenn Sie auf diesen Seiten Wert gefunden haben und dazu beitragen möchten, das Bewusstsein für die Vorteile von Bor zu schärfen, würden wir uns sehr freuen, wenn Sie sich die Zeit nehmen würden, eine Bewertung auf Amazon abzugeben. Positive Bewertungen machen einen großen Unterschied, wenn es darum geht, diese wichtigen Informationen einem breiteren Publikum zugänglich zu machen.

Hat das Buch Ihre Sicht auf die lebenswichtige Rolle von Nährstoffen wie Bor verändert? Haben Sie die Forschungsergebnisse überrascht oder motiviert, der Optimierung Ihrer Boraufnahme Priorität einzuräumen? Bitte teilen Sie Ihre Meinung mit und teilen Sie anderen mit, warum sie sich ein Exemplar besorgen sollten.

Selbst eine kurze Rezension, in der Sie darlegen, was Ihnen gefallen hat oder was Sie am aufschlussreichsten fand, kann viel dazu beitragen, mehr Leser dazu zu bringen, das verborgene Anti-Aging- und regenerative „Wundermittel" der Natur zu entdecken.

Nochmals vielen Dank für Ihr Interesse an diesem kraftvollen Mineral. Auf eine Zukunft mit einem anmutigen, krankheitsfreien, langen Leben für uns alle!

www.ingramcontent.com/pod-product-compliance
Lightning Source LLC
Chambersburg PA
CBHW070711250726

48662CB00001B/369